Ensaladas

de Europa

(c) 2003 Feierabend Verlag, OHG,
Mommsenstr. 43, D-10629 Berlin.

Idea: Peter Feierabend
Recetas, estilismo, producción: Frauke Koops
www.frauke-koops.de
Colaboración recetas: Ute Ritter
Colaboración estilismo: Bodil Haslehner
Introducción y pies de foto: Susanna Birnmeier
Fotografías: Günter Beer - food.beerfoto.com
Ayudante: Kathi Günter
Fotografías realizadas en BuenavistaStudio, Barcelona
Maqueta: Kathi Günter, Sarah David-Spickermann

Gestión multilingüe: LocTeam, Barcelona
www.locteam.com
Traducido del alemán por Marta Borràs

(c) 2003 texto, diseño, fotografías, recetas:
Günter Beer, Frauke Koops & Feierabend Verlag

Impresión y encuadernación: Eurolitho s.p.a., Mailand
Printed in Italy
ISBN: 3-936761-49-3
63-08022-1

Importante: Los alimentos – sobre todo el pescado y el marisco- deben ser frescos y estar en
buen estado. La lechuga y similares deben lavarse bien. Es recomendable que las personas
que puedan estar expuestas a una intoxicación por salmonela (en especial las personas
mayores, las mujeres embarazadas, los niños de corta edad y las personas con
inmunodeficiencia) consulten a su médico de cabecera si pueden consumir huevos crudos,
así como pescado y marisco crudo.

Frauke Koops · Günter Beer

Ensaladas

de Europa

Feierabend

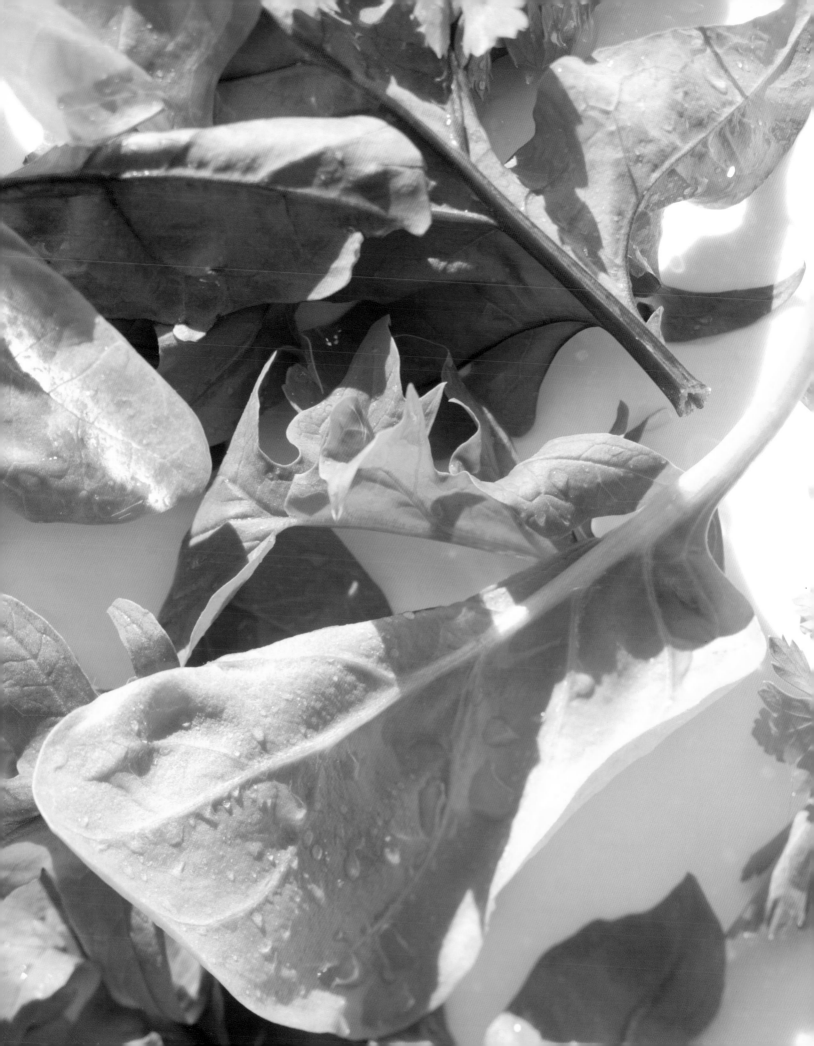

Índice

Grado de dificultad   Tiempo de preparación

✳✳✳   40

Entre col y col, lechuga

¿Resulta una ensalada de tres estrellas especialmente opulenta, y por el contrario, una ensalada de una estrella, corriente y poco apetitosa? En absoluto; las estrellas de las recetas de esta obra nada tienen que ver con el lujo, ya que una buena comida es siempre algo excepcional. Una estrella indica aquí que se trata de un plato sencillo; tres estrellas, que es una ensalada algo más complicada. Además, en cada una de las recetas aparece el tiempo de preparación que se requiere. Por otro lado, todo lo que hay que saber sobre la manipulación de los ingredientes, técnicas culinarias o trucos viene explicado de una forma sencilla y amena.

A fin de facilitar la búsqueda de la receta adecuada, el libro presenta tres registros: alfabético, por tiempo de preparación y por ensaladas que precisan un tiempo de marinada adicional. Además, olvídese de frases del tipo «¿De dónde diablos voy a sacar este ingrediente?»: un supermercado bien surtido o una buena verdulería tienen todo lo que se necesita.

A Oscar Wilde le habría encantado este libro, pues en una ocasión afirmó: «Tener buen gusto es sencillo: sólo hay que elegir de todo, lo mejor». Para elaborar estas recetas, se trate de jugosas ensaladas mediterráneas o de especialidades escandinavas más consistentes, las claves son: aceite de oliva de primera prensada, fruta y verdura frescas siempre que sea posible y sustitutos como ajo molido, conservas o hierbas secas, sólo cuando no haya otro remedio. Quien trabaje con tales ingredientes, preparará unas ensaladas idénticas a las de las fotografías, elaboradas en una cocina con vistas al Mediterráneo: de ahí la luz, tan auténtica y fresca como los ingredientes, como el aroma del orégano y el tomillo, del hinojo y del romero que inundan el aire. ¿Les extraña si les digo que, una vez fotografiadas, las ensaladas hacían las delicias de todo el equipo?

Por último y no por ello menos importante: estas recetas son producto de la fantasía y la fantasía constituye siempre un principio, nunca un fin. Probar, improvisar, variar... todo ello es más propio de un cocinero que tomarse al pie de la letra las recetas.

¿No tenemos pimienta blanca? Pues la ponemos negra. ¿No quedan macarrones? Seguro que cualquier otro tipo de pasta también valdrá.

Así, ¿qué puede salir mal?

Susanne Birnmeyer

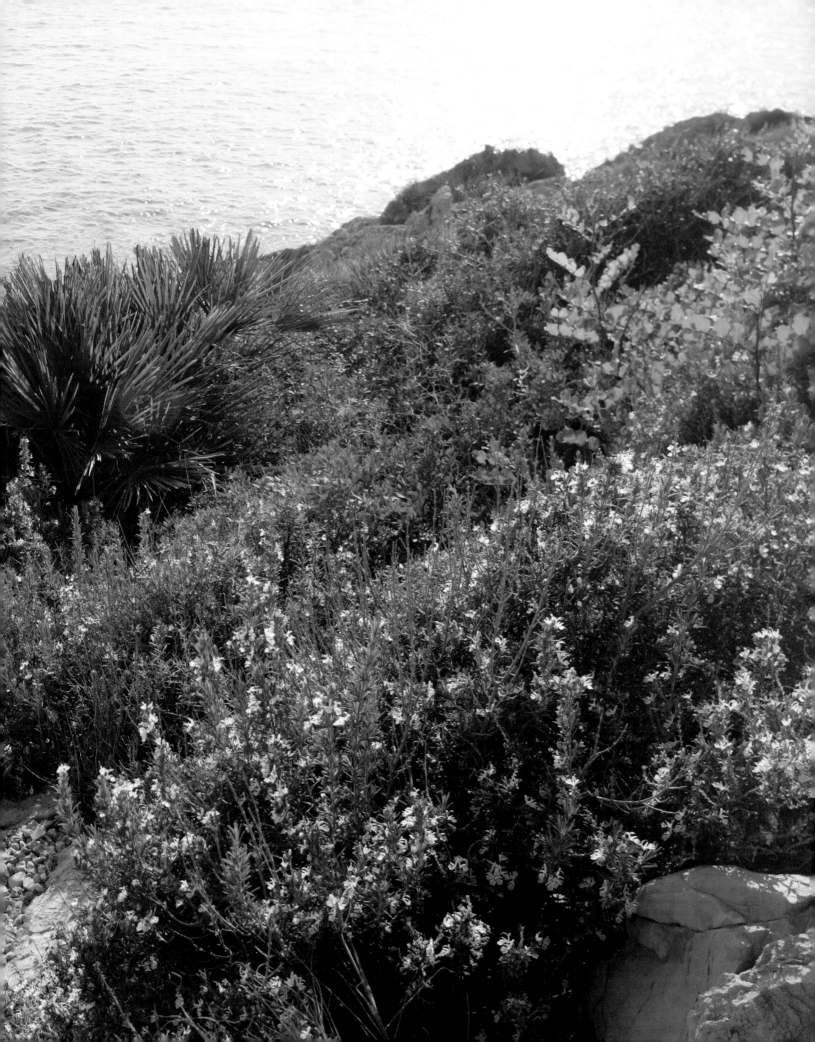

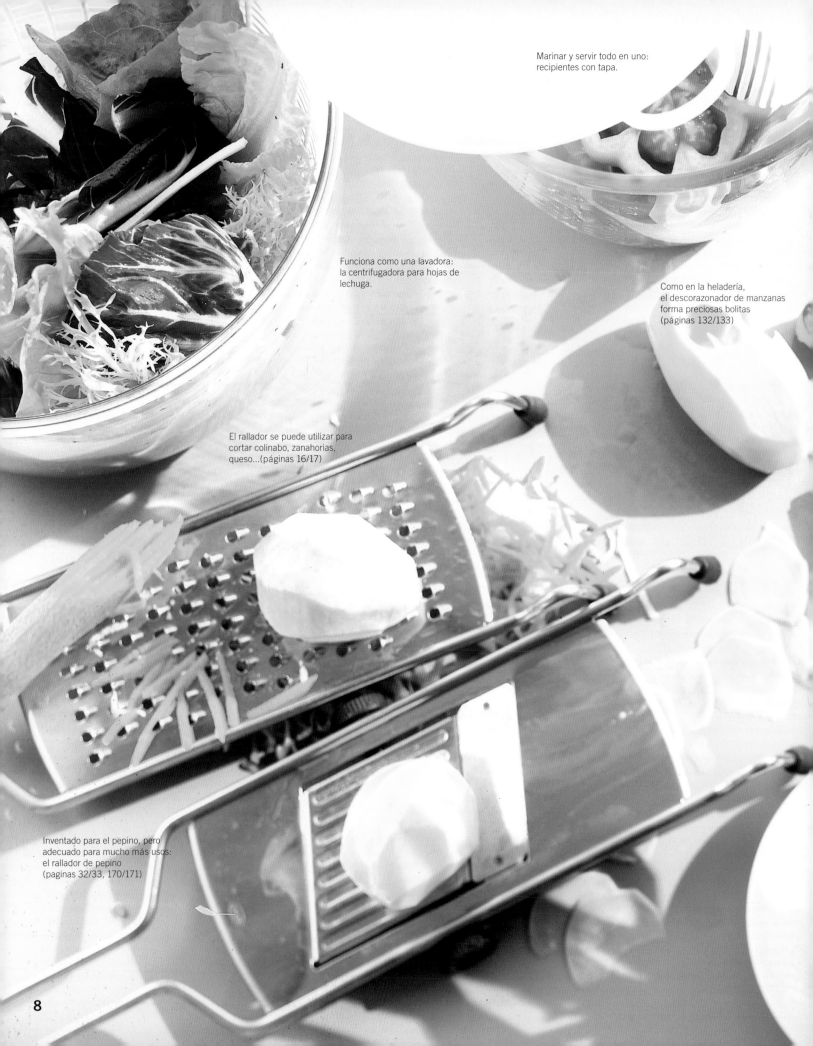

Marinar y servir todo en uno:
recipientes con tapa.

Funciona como una lavadora:
la centrifugadora para hojas de
lechuga.

Como en la heladería,
el descorazonador de manzanas
forma preciosas bolitas
(páginas 132/133)

El rallador se puede utilizar para
cortar colinabo, zanahorias,
queso...(páginas 16/17)

Inventado para el pepino, pero
adecuado para mucho más usos:
el rallador de pepino
(paginas 32/33, 170/171)

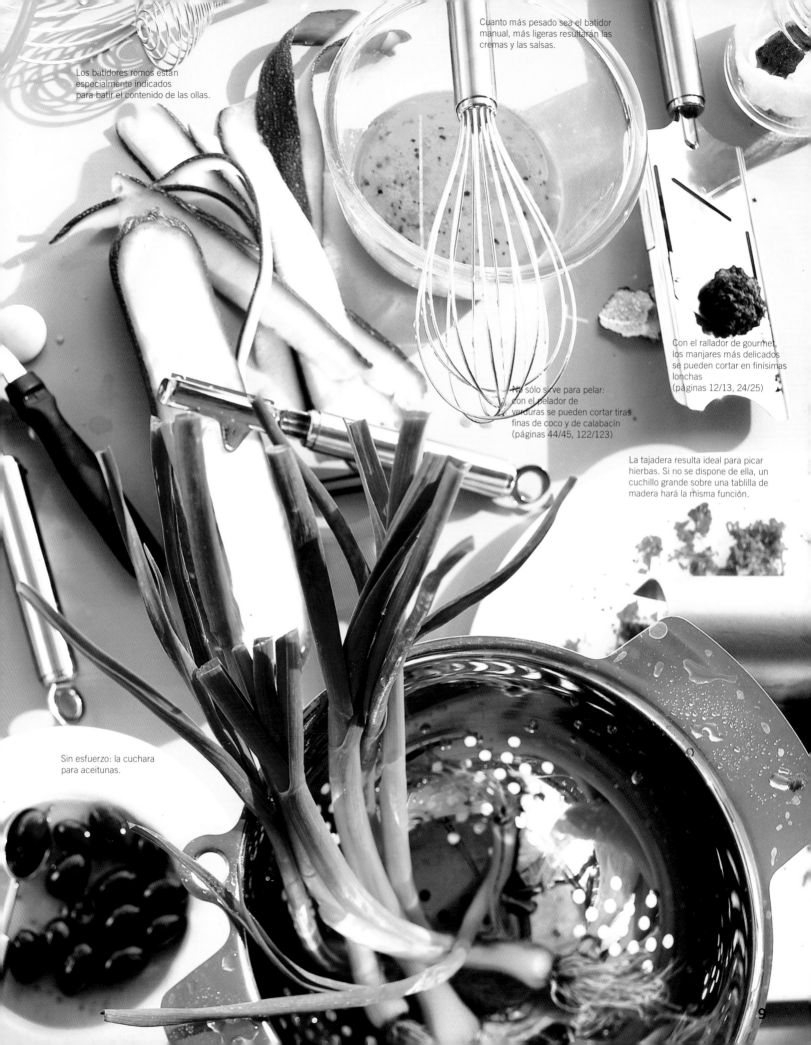

Cuanto más pesado sea el batidor manual, más ligeras resultarán las cremas y las salsas.

Los batidores romos están especialmente indicados para batir el contenido de las ollas.

Con el rallador de gourmet, los manjares más delicados se pueden cortar en finísimas lonchas (páginas 12/13, 24/25)

No sólo sirve para pelar: con el pelador de verduras se pueden cortar tiras finas de coco y de calabacín (páginas 44/45, 122/123)

La tajadera resulta ideal para picar hierbas. Si no se dispone de ella, un cuchillo grande sobre una tablilla de madera hará la misma función.

Sin esfuerzo: la cuchara para aceitunas.

9

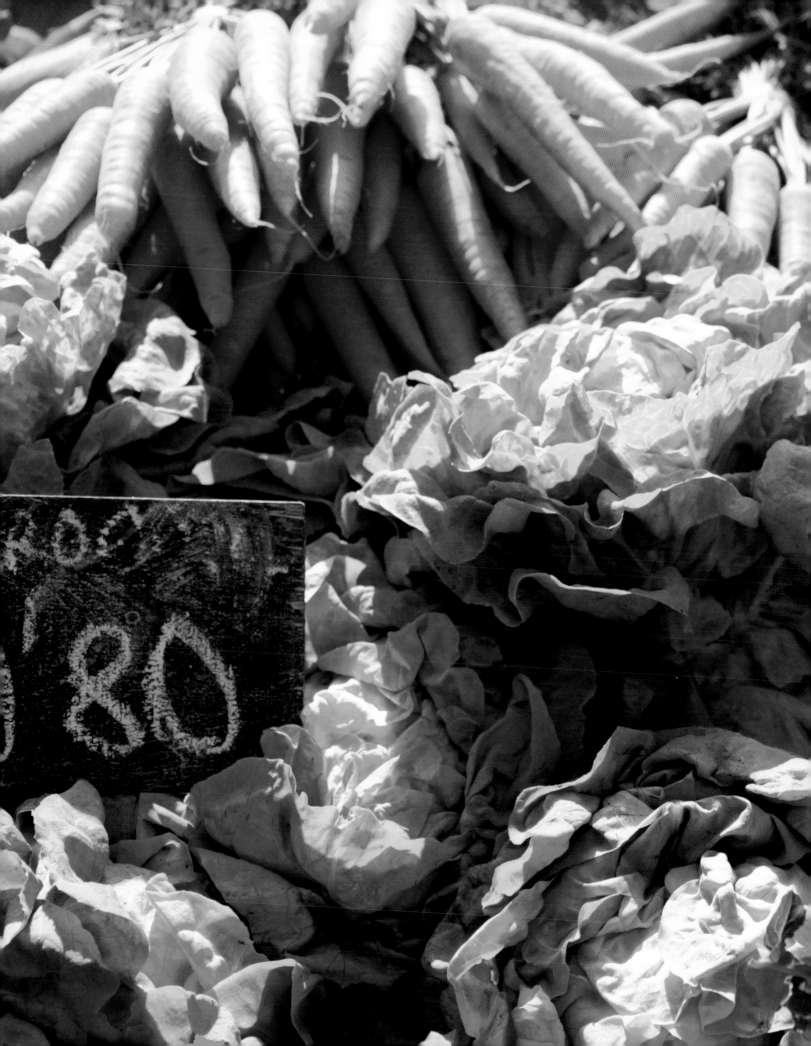

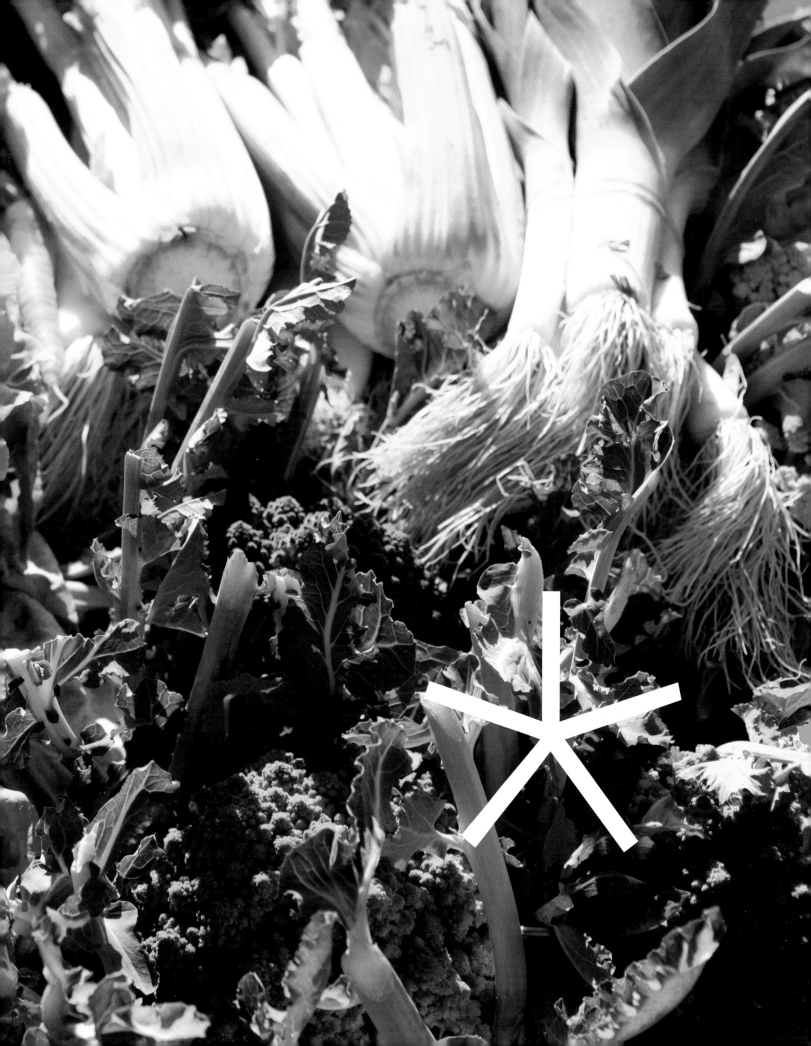

Naranjas sanguinas
con cilantro

4 naranjas sanguinas
80 g de cebolla roja
200 g de rábano blanco
½-1 manojo de cilantro, limpio
3 chiles
Sal
30 minutos en marinada

Pele las naranjas, deseche la membrana blanca,
y córtelas en rodajas finas.
Pele las cebollas y el rábano, y rállelos finos.
Despepite el chile y córtelo en tiras finas.

Superponga las rodajas de naranja, la cebolla
y el rábano y, entre capa y capa, añada cilantro,
tiras de chile y un poco de sal.
Deje marinar unos 30 minutos en el frigorífico.

Consejo: En lugar de rábano, puede utilizar cualquier
clase de rabanitos.

*15

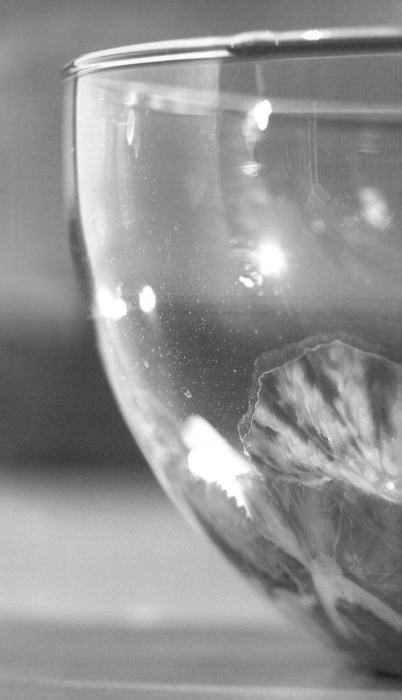

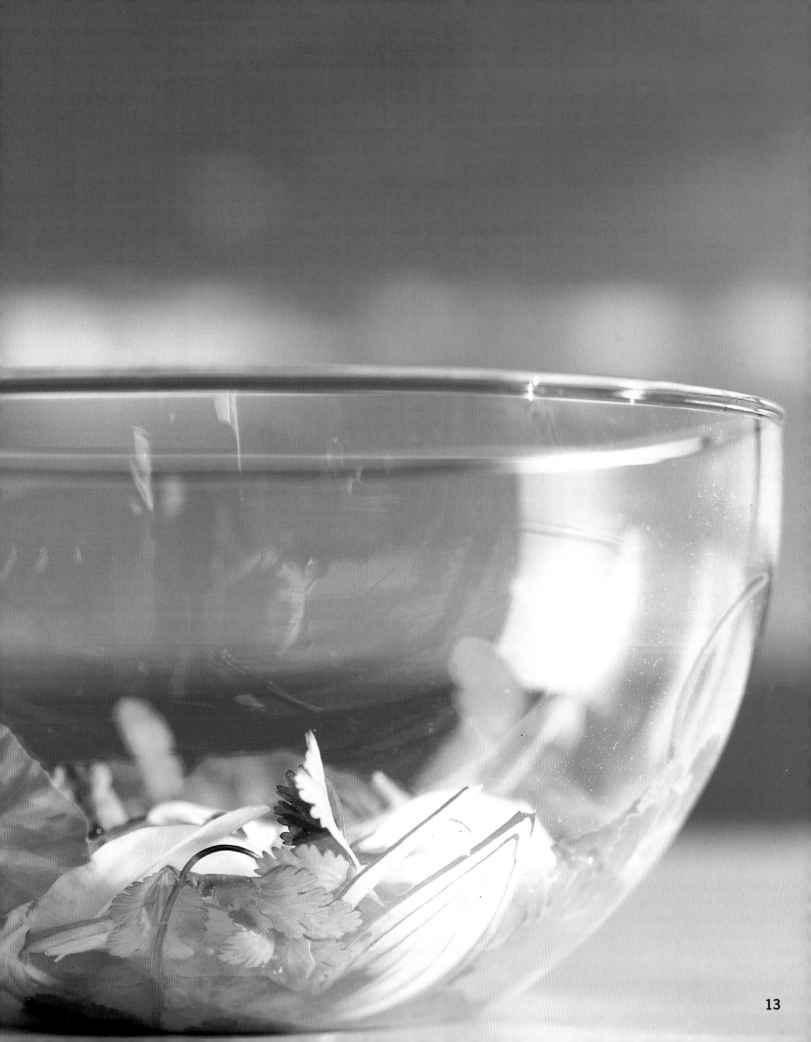

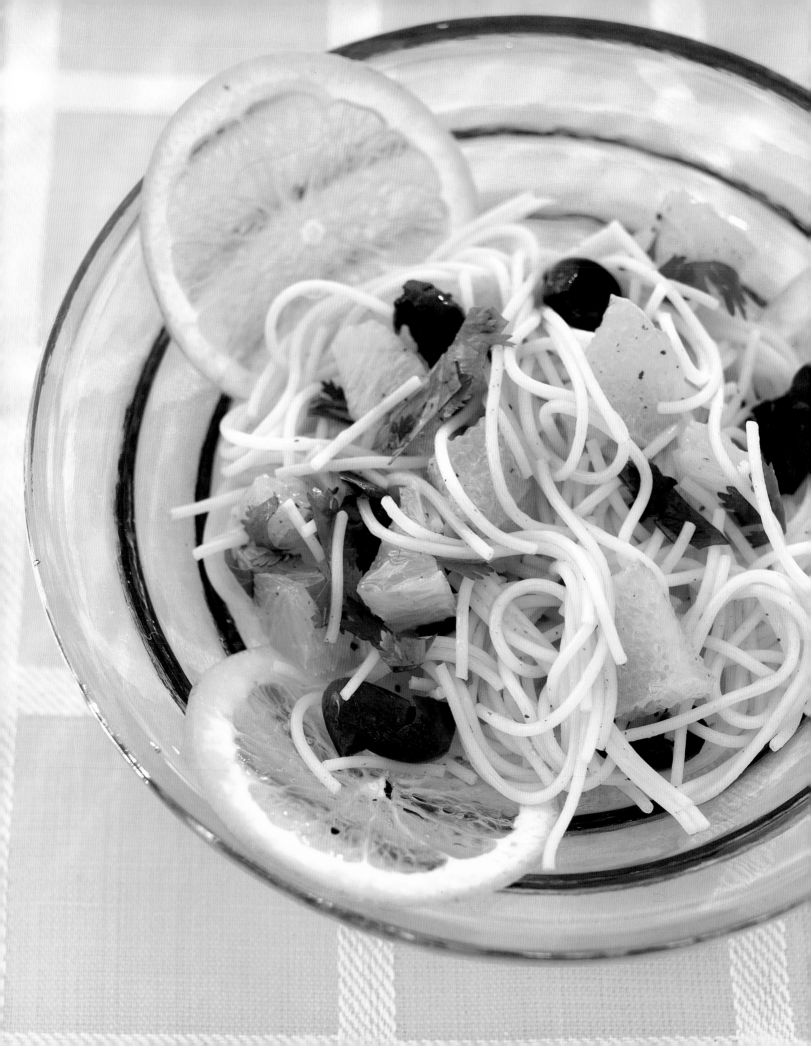

Ensalada de pasta con naranjas y aceitunas

200 g de capellini
Sal

3-4 naranjas
60 g de aceitunas negras sin hueso
6-8 ramitas de cilantro limpios
30-40 ml de aceite de oliva

Tiras de naranja para decorar

Parta los capellini a lo largo una o dos veces y cuézalos
al dente en agua salada hirviendo.
Cuélelos y enfríelos rápidamente.

Pele las naranjas y deseche la membrana blanca;
córtelas en dados grandes. Mezcle los capellini,
las aceitunas, los dados de naranja, el cilantro y el
aceite de oliva, y deje marinar todos los ingredientes
durante 30 minutos.
Presente la ensalada con las tiras de naranja.

Los ajos tiernos, la menta o el perejil de hoja plana
resultan sustitutos perfectos del cilantro.
Lo fundamental es que la pasta sea de calidad.

*30

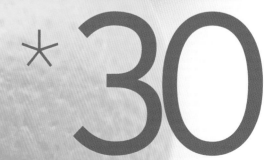

Zanahorias y colinabo a la vinagreta de roquefort

250 g de zanahorias
250 g de colinabo
Flor de sal o, en su defecto, sal marina fina

Aliño:
2 cucharadas de vinagre de sidra
20 ml de aceite de nuez
40-50 g de queso roquefort

Para decorar:
Pétalos de flores (flores comestibles)
Una pizca de eneldo
(o la parte verde del hinojo)

Pele las zanahorias y el colinabo, y páselos por el rallador. Sálelos ligeramente y mézclelos. Divídalos en raciones individuales.

Para elaborar el aliño, desmigaje el roquefort con un tenedor y aderécelo con vinagre y aceite. Vierta la mezcla sobre la ensalada, y sírvala con los pétalos y el eneldo.

Consejo: En las tiendas de dietética se comercializan flores comestibles tales como becerras, claveles, clavelones, caléndulas y pensamientos.

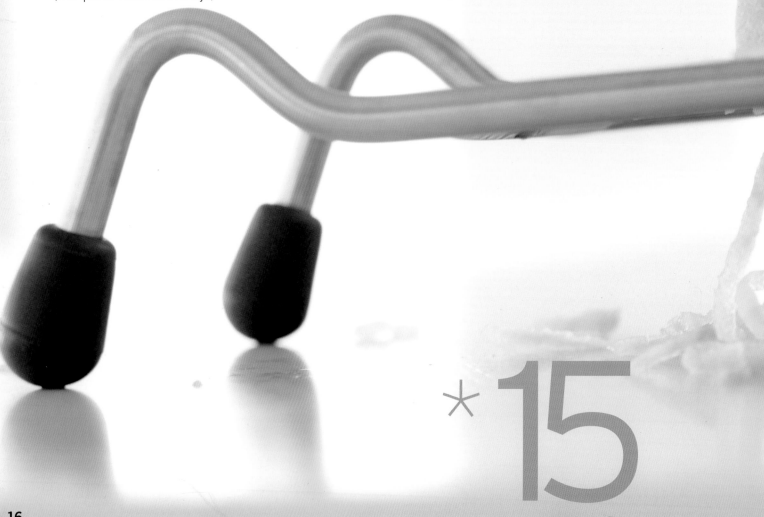

*15

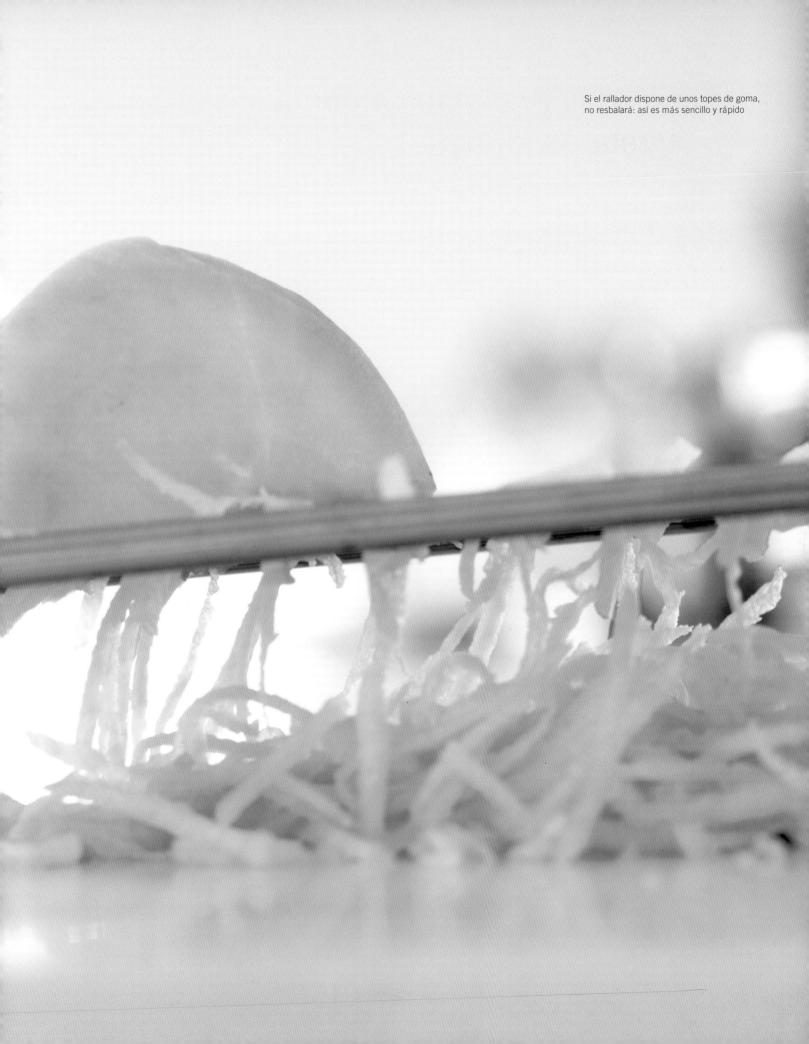

Si el rallador dispone de unos topes de goma,
no resbalará: así es más sencillo y rápido

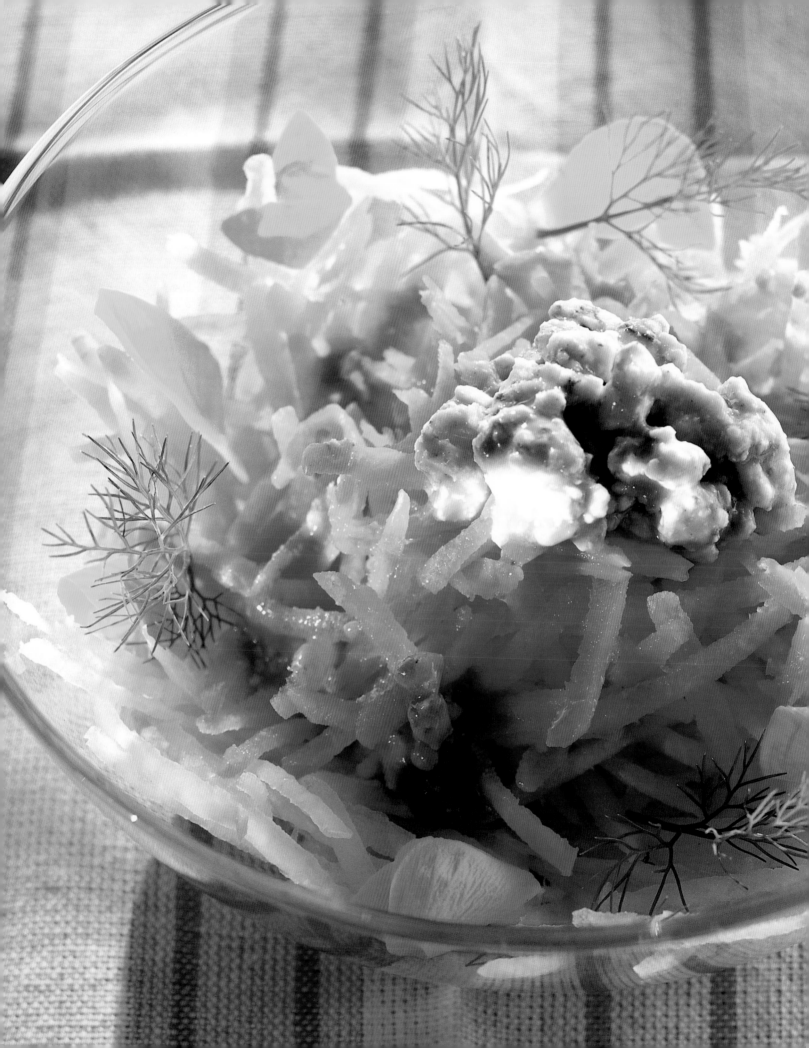

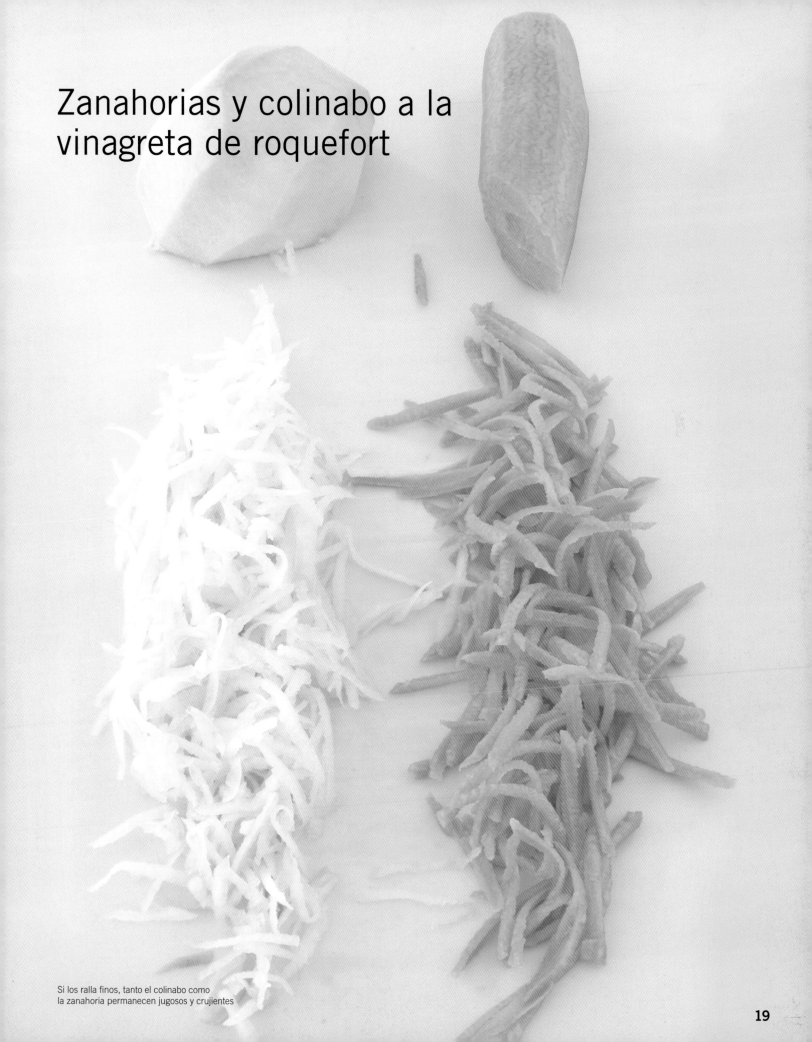

Zanahorias y colinabo a la vinagreta de roquefort

Si los ralla finos, tanto el colinabo como
la zanahoria permanecen jugosos y crujientes

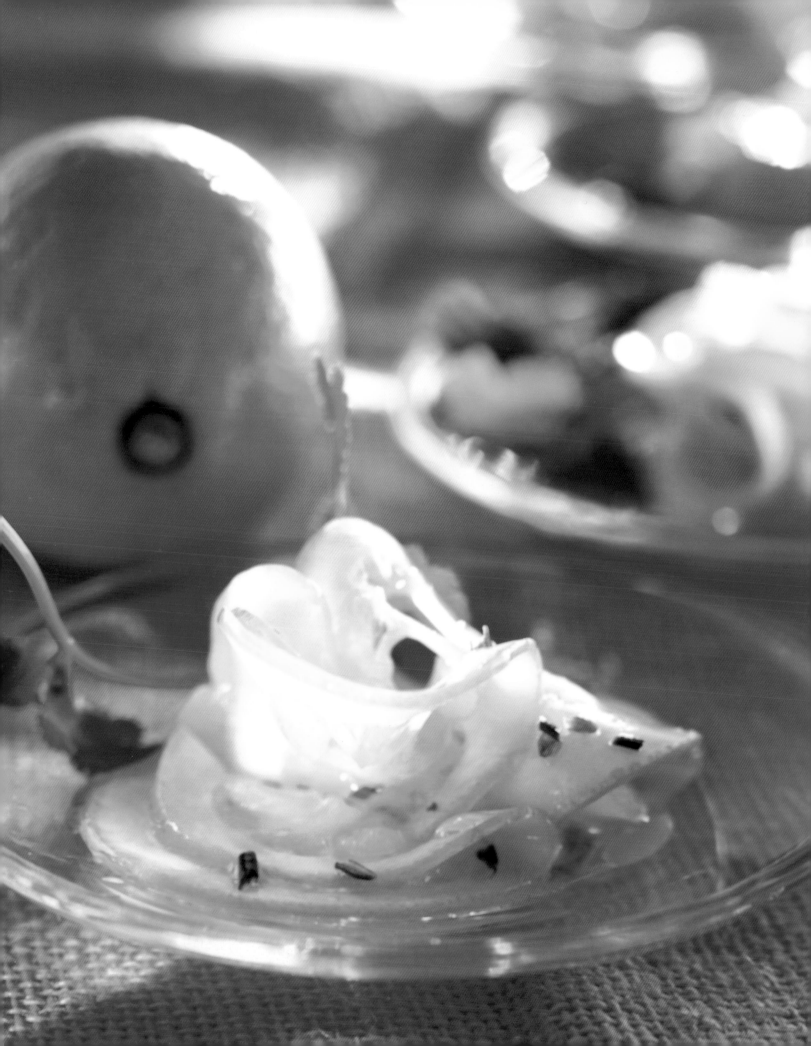

Ensalada de limón

2 limones no tratados (alternativa: bergamota, cidra)

1 cucharadita de pimienta negra molida
½ cucharadita de sal
4 cucharadas de aceite de oliva
1 cucharada de romero picado

1 hora en marinada

Un poco de cilantro o perejil de hoja plana
para decorar

Limpie los limones con agua caliente, séquelos
y córtelos en rodajas muy finas, preferentemente en
la máquina cortafiambres.

Mezcle el limón con la pimienta, la sal, el aceite de
oliva y el romero, y deje marinar la mezcla durante
una hora.

Consejo:
Sirva sólo raciones muy pequeñas de esta ensalada
como acompañamiento de carnes blancas frías,
pescados fritos o al vapor y empanadas.
El intenso sabor de esta ensalada se suaviza si se le
añade algo de lechuga.

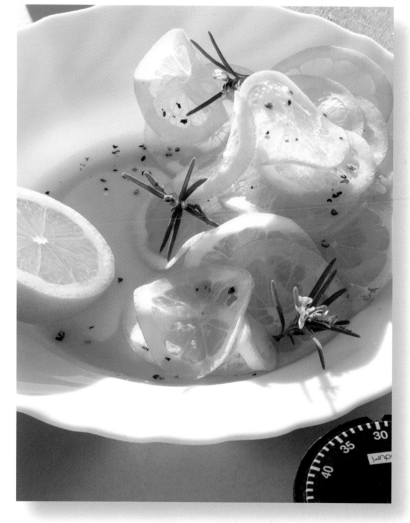

Los limones y el romero necesitan
1 hora para entremezclar sus respectivos aromas

*10

Ensalada de flores

200 g de lechuga de varias clases
(escarola lisa, escarola rizada, hoja de roble,
lollo rojo, romana)

8-12 flores de pensamiento de cultivo ecológico
(alternativa: flores de capuchina, caléndula)

6 cucharadas de aceite de oliva
3 cucharadas de vinagre de frambuesa
Pimienta
Sal

Lave las hojas de lechuga y centrifúguelas para
secarlas. Deseche los tallos de las flores y deshoje
en pétalos las más grandes.
Disponga los ingredientes de forma que los colores
queden mezclados.

Bata y salpimiente el aceite de oliva y el vinagre de
frambuesa. Vierta el aliño sobre la ensalada en
el momento de servir.

Consejo:
Puede utilizar todo tipo de flores aptas para el
consumo. En las páginas 50-54 encontrará un
cuadro con los distintos tipos de lechuga.

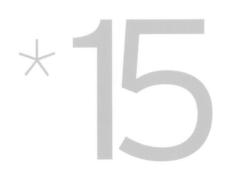

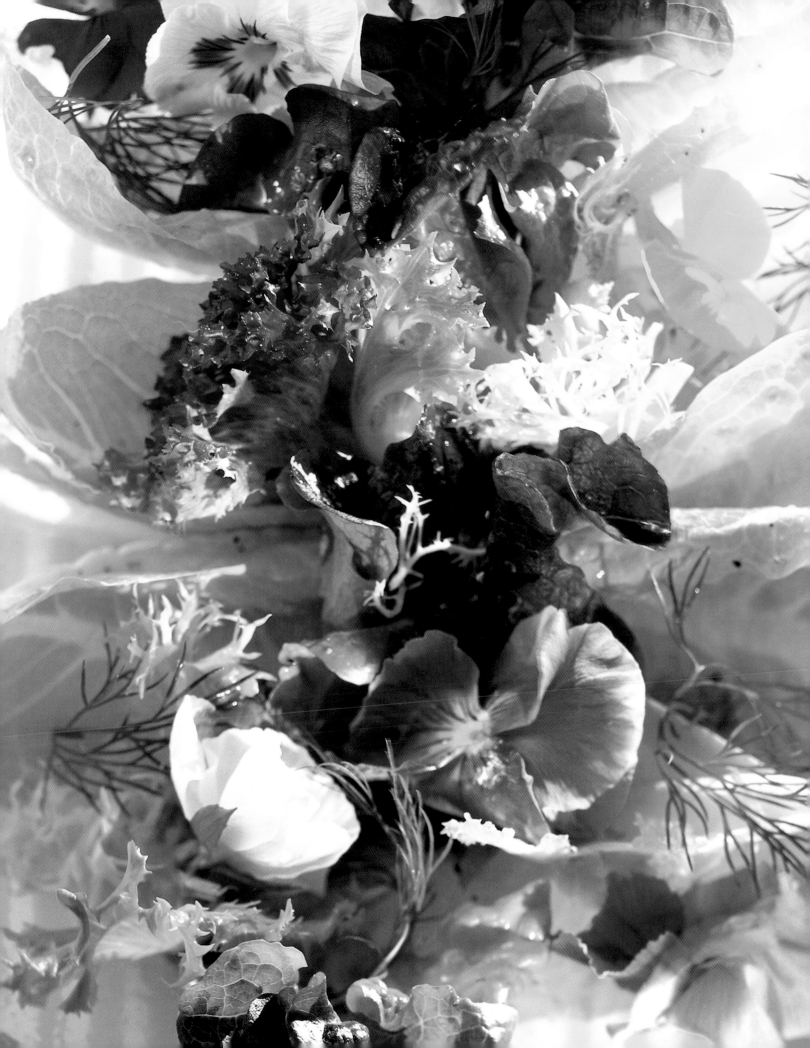

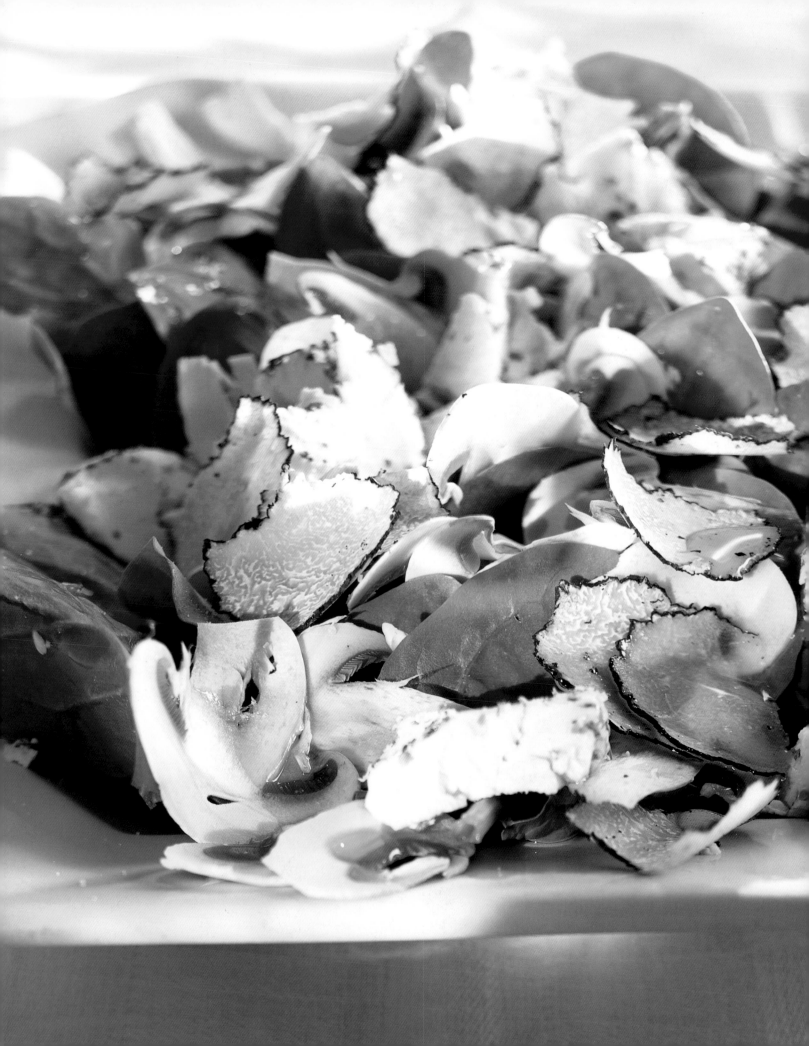

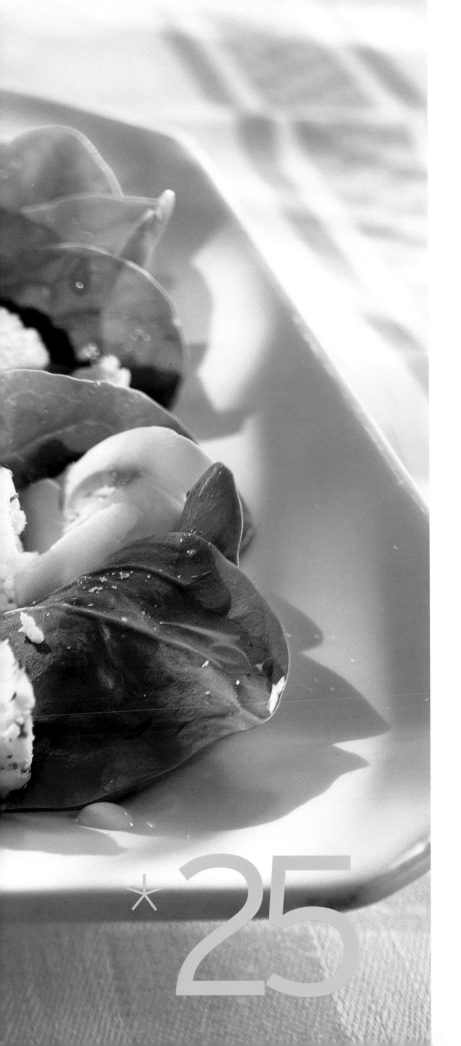

Ensalada de espinacas y champiñones con trufas

120 g de espinacas
150 g de champiñones

100 g de queso de cabra a la pimienta
2 cucharadas de zumo de limón
30 ml de aceite de oliva aromatizado
10-20 g de trufas frescas

Retire las partes duras o estropeadas de las espinacas, lávelas y centrifúguelas para secarlas.
Limpie los champiñones y córtelos.
Mezcle ambos ingredientes.

Desmenuce el queso con dos tenedores y distribúyalo sobre la ensalada.
Rocíe la mezcla con el zumo de limón y el aceite de oliva.
Corte la trufa en láminas finas y espárzalas por encima de la ensalada.
Antes de servir este plato, mézclelo todo.

Consejo: El bolsillo dicta la cantidad de trufas empleadas. Las trufas en lata no conservan todo el aroma, pero constituyen un sustituto aceptable.

Las refinadas trufas deben guardarse en el frigorífico en un tarro cerrado. El papel de cocina las mantiene frescas

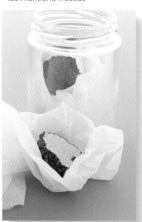

Limpie las trufas de tierra con cuidado, a poder ser con un cepillo suave.

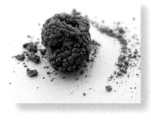

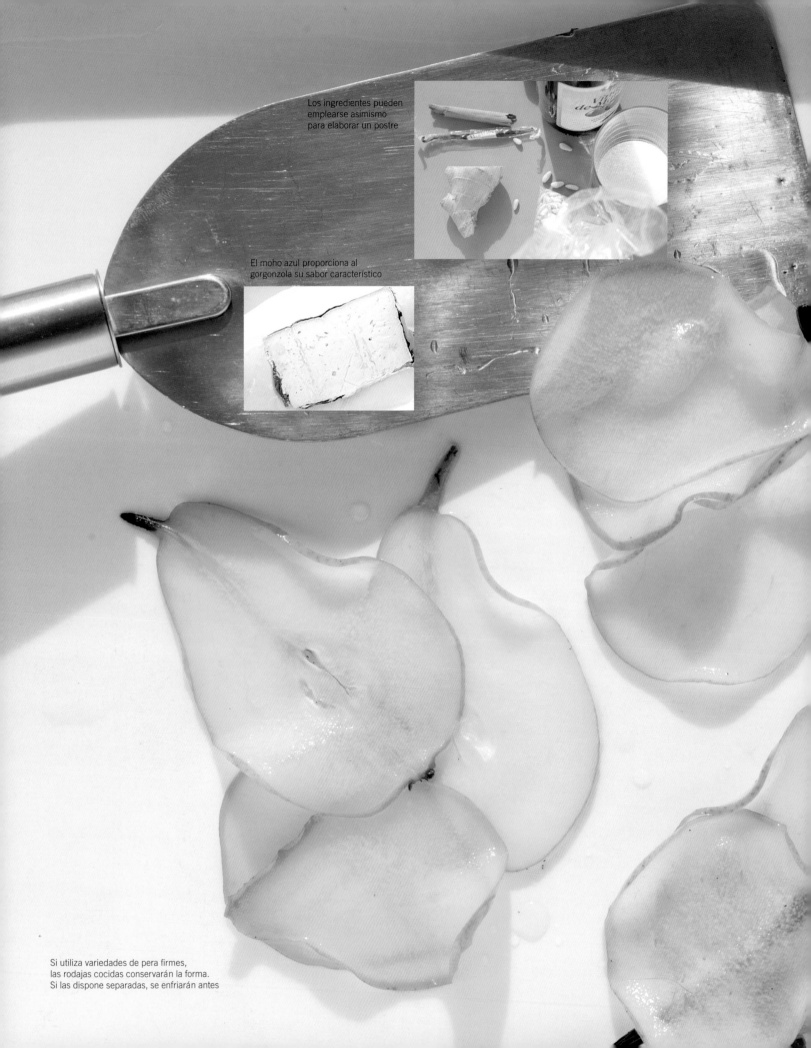

Los ingredientes pueden
emplearse asimismo
para elaborar un postre

El moho azul proporciona al
gorgonzola su sabor característico

Si utiliza variedades de pera firmes,
las rodajas cocidas conservarán la forma.
Si las dispone separadas, se enfriarán antes

Peras al queso gorgonzola

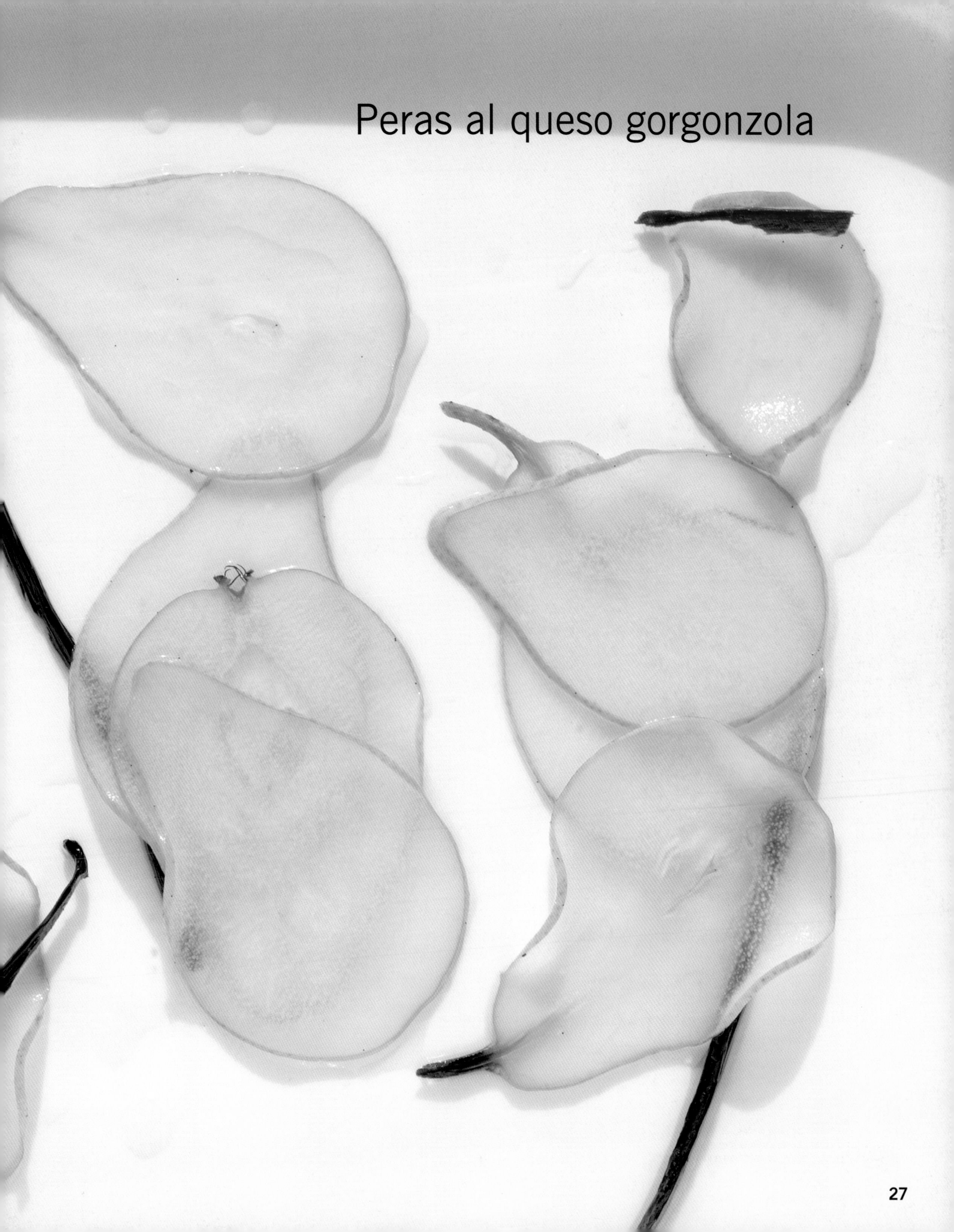

Peras al queso gorgonzola

300 ml de vinagre de vino
¼ l de vino blanco seco
40 g de jengibre fresco pelado
200 g de azúcar
1 rama de canela de 6-8 cm
1 vaina de vainilla cortada a lo largo
3 peras medianas (360 g aprox.)

120 g de queso gorgonzola
1 escarola rizada pequeña
20 g de piñones tostados

Aliño:
6 cucharadas de fondo de pera
2 cucharadas de aceite de nuez
Una pizca de sal

Cueza el vinagre, el vino, el jengibre cortado en láminas,
el azúcar, la rama de canela y la vainilla.
Entretanto, pele las peras, pártalas por la mitad y córtelas
en láminas finas en la máquina cortafiambres empezando
por la parte por donde ha abierto la fruta.
Déjelas cocer a fuego muy lento durante dos minutos
en el fondo de vinagre.

Retire las láminas de pera. Reduzca el fondo
con la cacerola destapada durante unos 5 minutos
a fuego fuerte y, a continuación, déjelo enfriar.

Desmenuce el queso gorgonzola a temperatura ambiente
con dos tenedores.
Separe las hojas de la achicoria, lávelas y centrifúguelas
para secarlas. Mezcle los copos de gorgonzola,
las láminas de pera, la escarola y los piñones, y dispóngalo
todo en una fuente.

Mezcle bien el fondo de cocción de las peras y el aceite,
añada un poco de sal y vierta la mezcla sobre la ensalada.

La canela, la vainilla y el jengibre
condimentan el fondo de peras

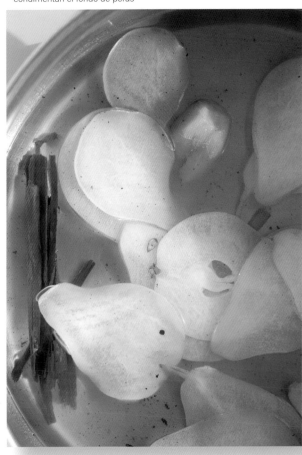

Consejo: El fondo de cocción de las peras es
un buen acompañamiento para carnes frías,
pescados al horno, empanadas o salsas de
postres.
En el frigorífico, se conserva entre 5 y 7 días.

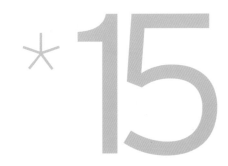

*15

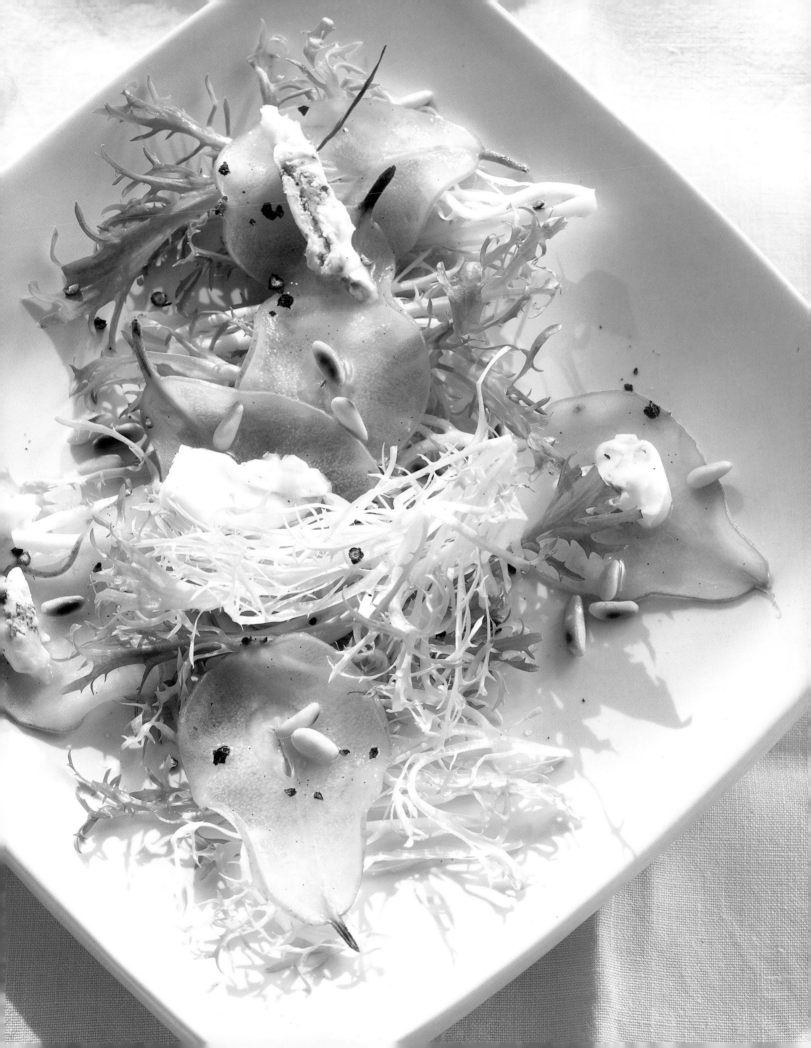

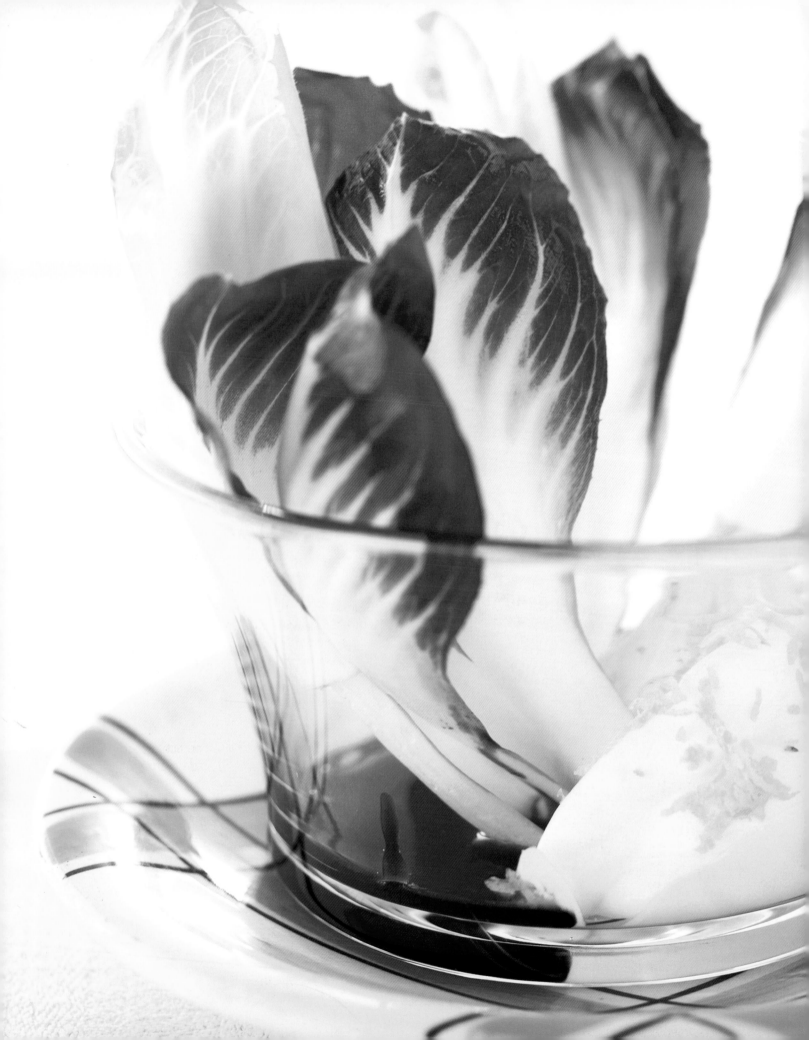

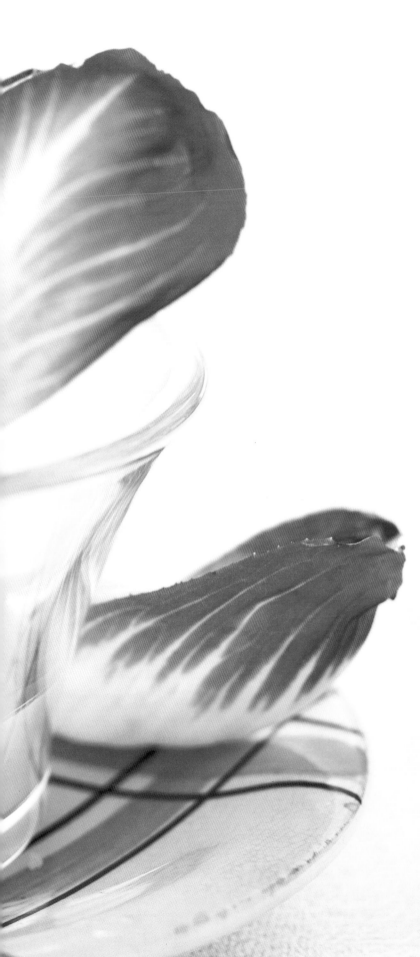

Achicoria
y mascarpone

1 limón no tratado

Aliño:
125 g de queso mascarpone
125 ml de Bio LC1
3-4 cucharadas de jarabe de saúco
3-4 cucharadas de zumo de limón
Unas gotas de tabasco
Azúcar

280 g de achicoria

Lave el limón con agua caliente y raspe la piel.

Mezcle bien el mascarpone, el yogur, el jarabe
de saúco y ¾ de la raspadura de limón.
Sazone la mezcla con zumo de limón, tabasco y azúcar.

Limpie la achicoria y deseche el corazón
ya que resulta muy amargo.
Sirva las hojas con el aliño de mascarpone y espolvoree
con el resto de la raspadura de limón.

Consejo:
Esta receta puede elaborarse con achicoria roja y blanca
o, en su defecto, con apio, tiras de manzana, lechuga o
melón.

*20

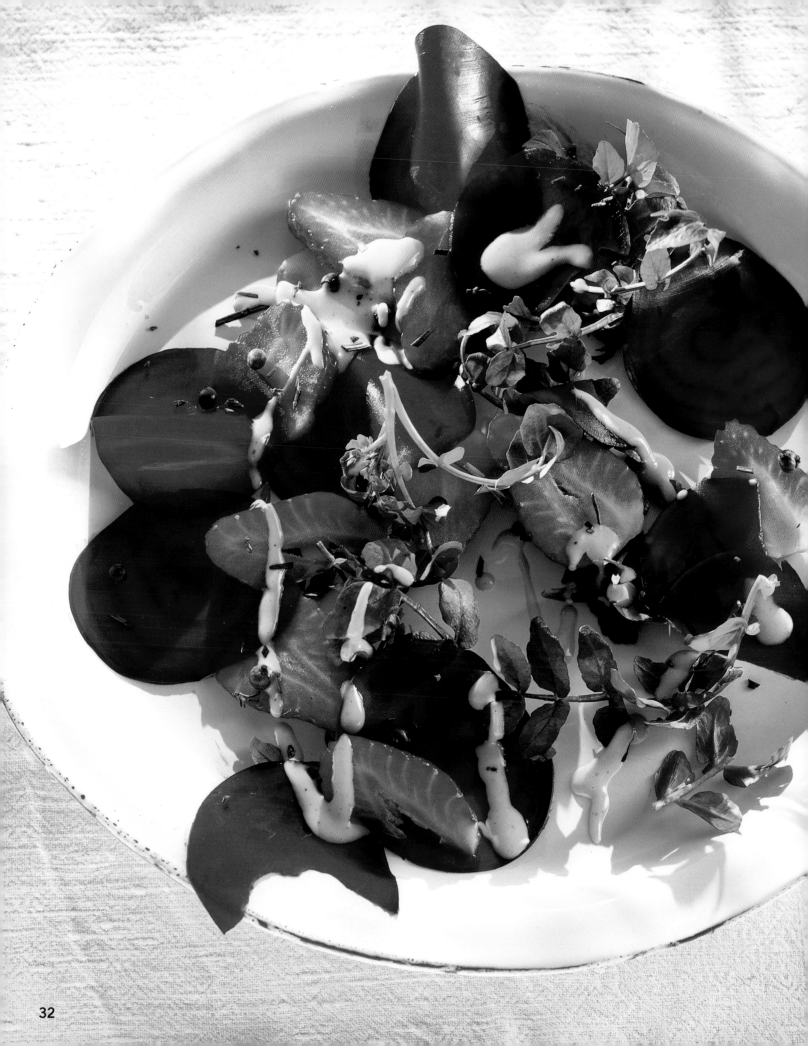

Remolacha con fresas

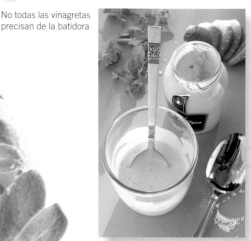
Un trío de excepción:
remolacha roja, fresas y romero

300 g de fresas
180-200 g de remolacha roja,
cocida y pelada
50-60 g de berros

Aliño para la ensalada:
1 yema de huevo
2 cucharadas de aceto balsámico
1 cucharadita de mostaza
Sal
Pimienta recién molida
80 ml de aceite de oliva

1 cucharadita de romero picado
1 cucharada de pimienta verde macerada

Consejo:
Como sustituto de los berros,
puede emplear flores de capuchina.

No todas las vinagretas
precisan de la batidora

Retire los tallos de las fresas
y pártalas por la mitad.
Corte la remolacha en la máquina
cortafiambres o en el rallador
de verduras en rodajas muy finas. Arregle los berros.
Disponga todos los ingredientes en un recipiente.

Mezcle la yema de huevo, el aceto balsámico,
la mostaza, la pimienta y el aceite para elaborar una
salsa fina. Viértala sobre la ensalada y espolvoréela
con romero y pimienta verde.

20

Ensalada tibia de aceitunas con tomates cherry

1 limón no tratado
50 ml de aceite de oliva
3 dientes de ajo picados
Pimienta recién molida
200 g de aceitunas verdes con hueso
300 g de tomates cherry
1 manojo de perejil de hoja plana troceado

Sal

Exprima el limón.

Caliente el zumo de limón, el aceite de oliva,
el ajo y la pimienta. Añada las aceitunas,
los tomates y las hojas de perejil, mézclelo
todo bien y caliéntelo.
Si es necesario, salpimiente ligeramente
y sirva de inmediato.

Sobre la ensalada puede esparcir nueces picadas.

Esta ensalada también resulta deliciosa fría
y puede servirse con queso pecorino
o parmesano rallado.

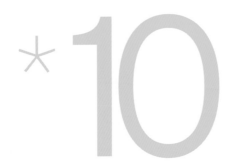

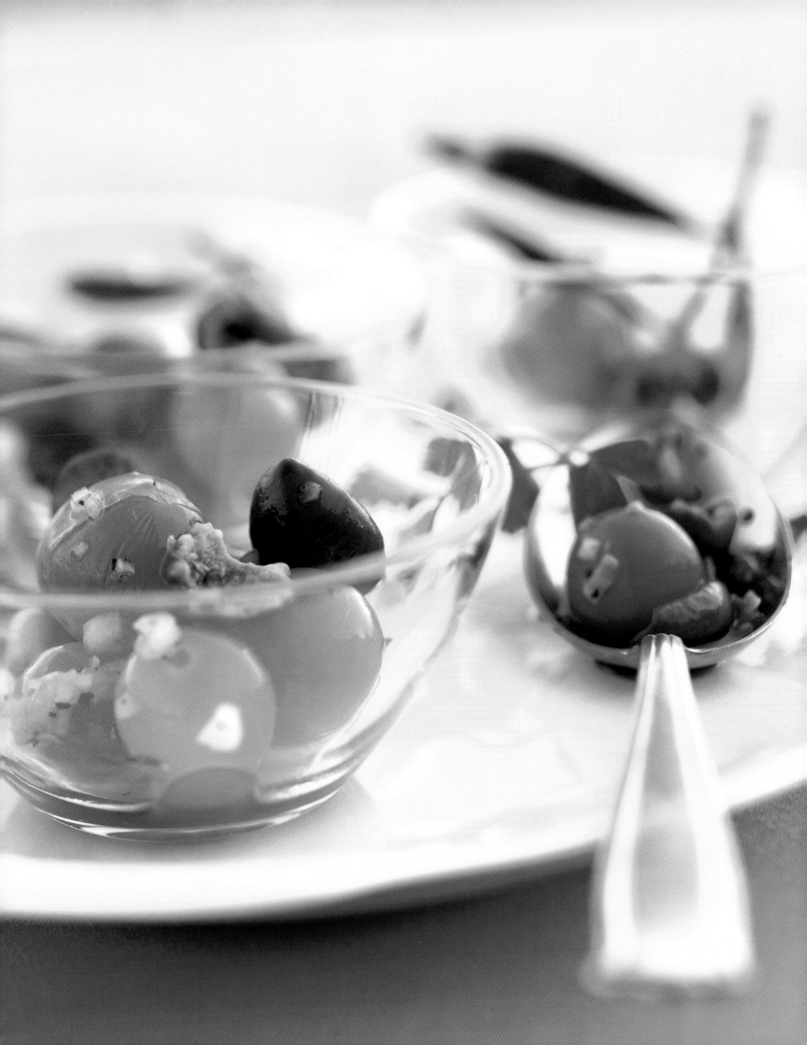

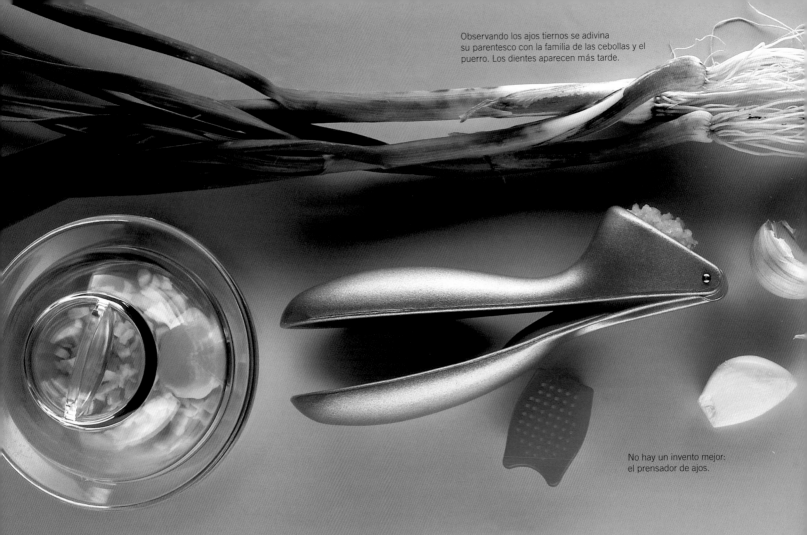

Observando los ajos tiernos se adivina
su parentesco con la familia de las cebollas y el
puerro. Los dientes aparecen más tarde.

No hay un invento mejor:
el prensador de ajos.

Ojos sin lágrimas:
el ajo y la cebolla se conservan mejor tapados.

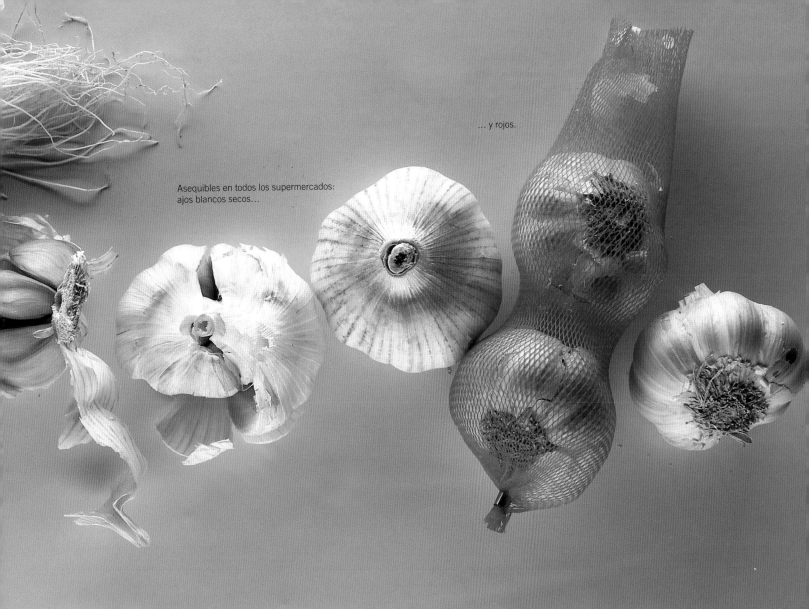

Asequibles en todos los supermercados:
ajos blancos secos...

... y rojos.

Variedades de ajos

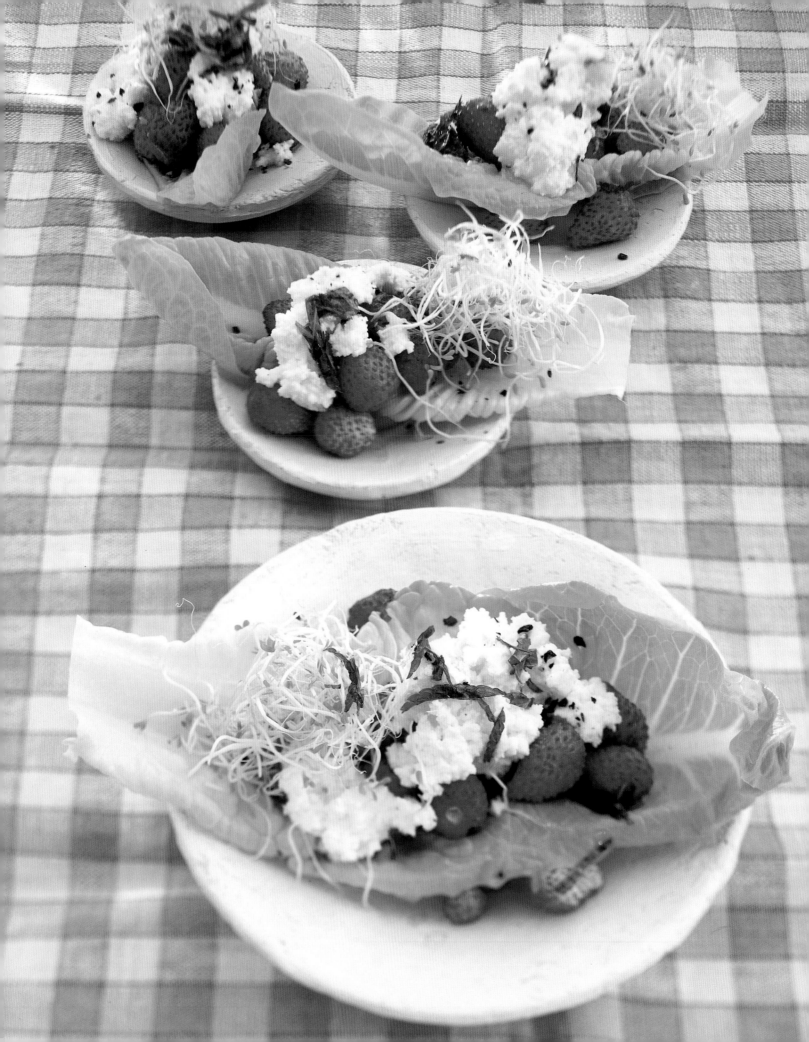

Fresas silvestres con brotes de alfalfa

250 g de fresas silvestres

1 cucharada de aceto balsámico blanco
1 cucharada de aceite de oliva
1 cucharada de menta picada
1 cucharadita de azúcar en polvo

8 hojas medianas de lechuga romana
130-150 g de requesón
6 cucharadas de brotes de alfalfa
Pimienta molida al gusto

Retire las partes estropeadas y las hojas de las fresas,
y lávelas brevemente en agua fría.
Dispóngalas sobre papel de cocina
y déjelas escurrir bien.

Mezcle el aceto balsámico, el aceite de oliva,
la menta y el azúcar en polvo,
y aderece con ese aliño las fresas.

Distribuya la ensalada de fresas sobre las hojas de
lechuga, cubra con requesón y brotes de alfalfa y,
por último, espolvoree con pimienta.

Consejo: Esta receta también resulta especialmente
sabrosa con queso de cabra fresco o mozzarella.

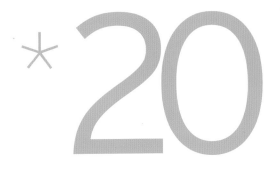

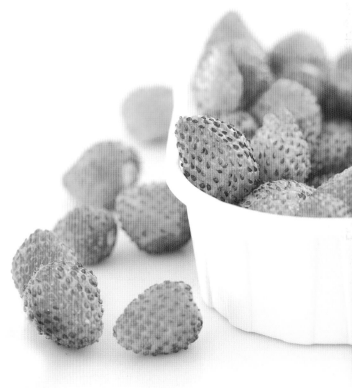

Mucho aroma en poco volumen:
las fresas silvestres

Higos con jamón serrano

8 higos pequeños (300 g aprox.)
1 cucharada de azúcar
2 cucharadas de aceto balsámico
2 cucharadas de aceite de oliva
Pimienta negra molida

8 lonchas de jamón serrano

Parta los higos por la mitad a lo largo.
Dispóngalos sobre papel de aluminio con
la parte redondeada hacia abajo.
Espolvoréelos con el azúcar. Gratínelos bajo la
parrilla entre 4 y 5 minutos. Dispóngalos sobre
una fuente, rocíelos con el aceto balsámico
y el aceite de oliva, y espolvoréelos
con la pimienta. Déjelos enfriar.

Para servir, cubra los higos generosamente
con jamón serrano.

Puede sustituir el jamón serrano por otros
tipos de jamón parecidos, como el jamón de Parma.

El jamón ibérico tiene un sabor
característico. El secreto está en el pasto:
la montanera

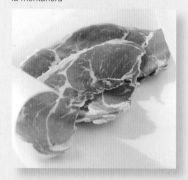

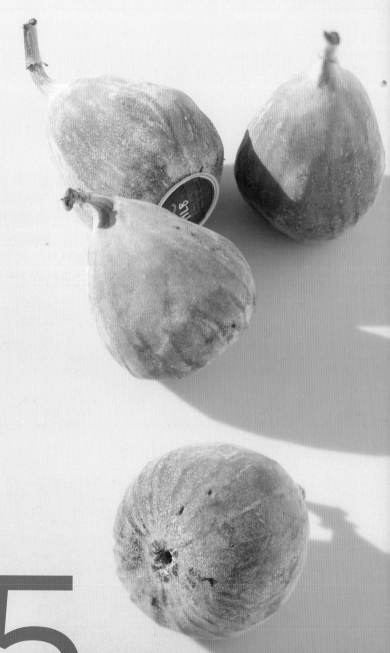

*15

40

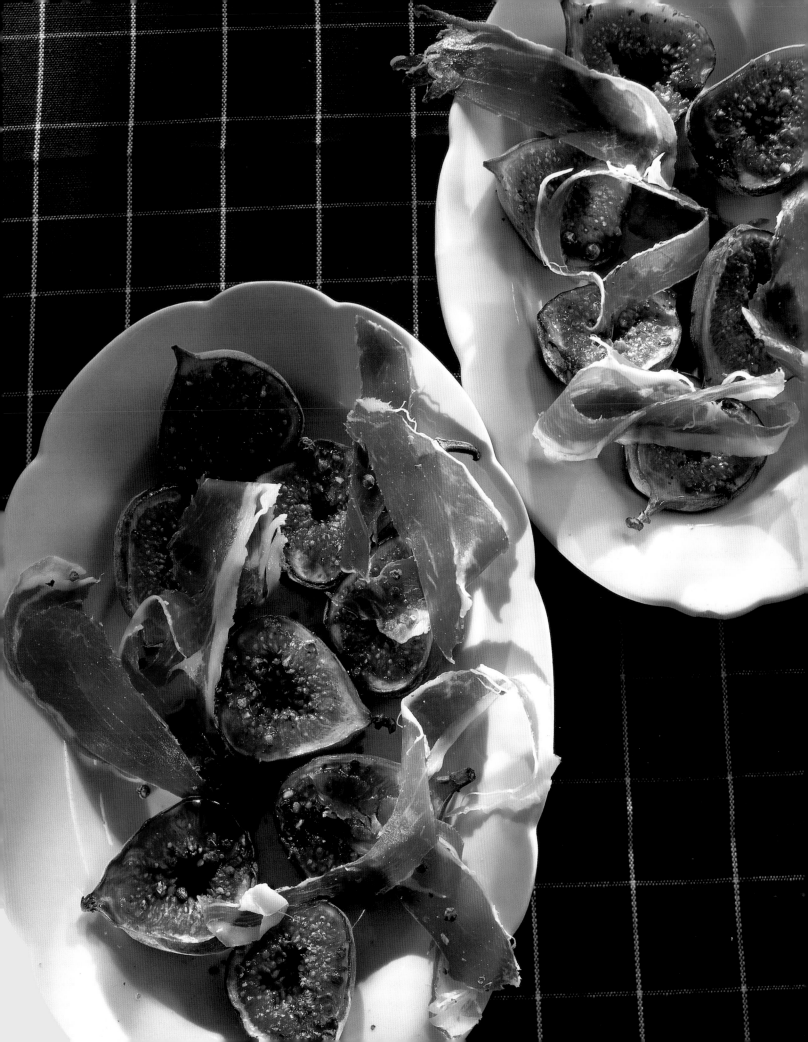

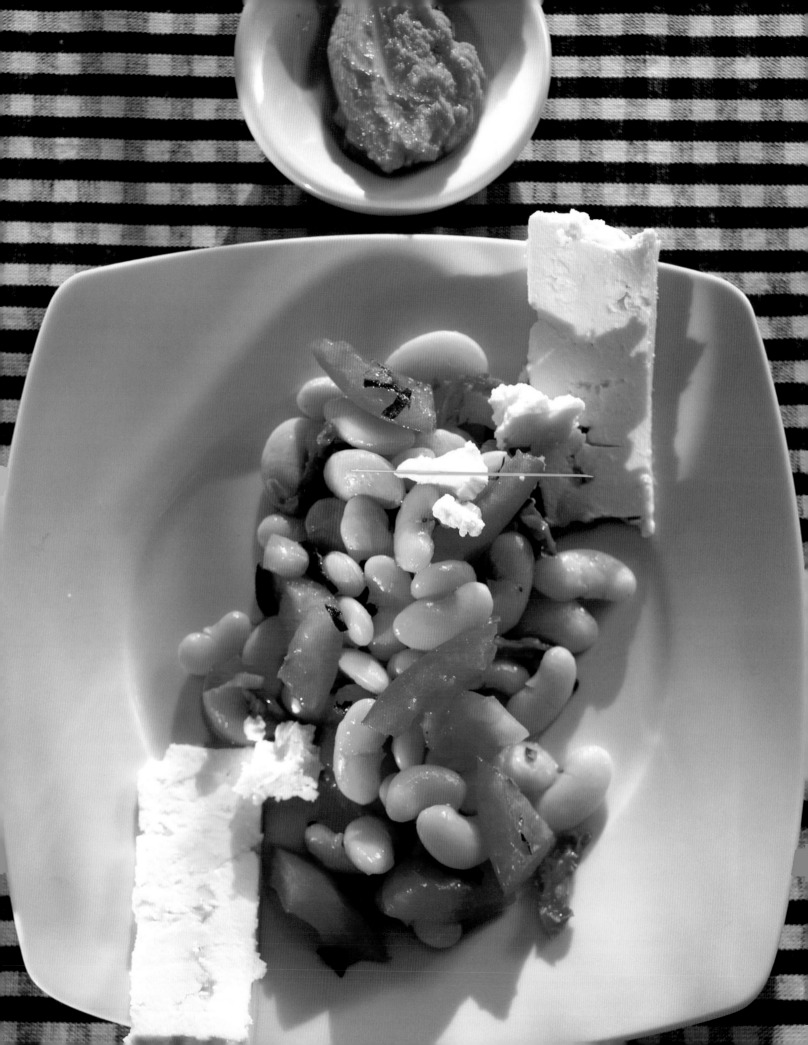

Ensalada de judías con queso de oveja y pesto rojo

500 g de judías blancas (una noche en remojo)
Sal
½ manojo de ajedrea (alternativa: mejorana)

60 g de tomates secos en aceite
Aceite de oliva
½ manojo de orégano, picado
300 g de tomates

120-150 g de queso de oveja
Pimienta negra recién molida
2-3 dientes de ajo pelados

Deje las judías una noche en remojo para que se ablanden.
Añada la sal y la ajedrea, y cuézalas durante 30 minutos.
Deje enfriar el contenido de la cacerola y, a continuación,
cuele las judías.

Escurra el aceite de los tomates. Resérvelo y añada aceite
de oliva hasta obtener 100 ml. Corte 40 g de tomates secos
en tiras finas y añádalos a la mezcla de aceites junto con el
orégano. Corte 150 g de tomates frescos en dados grandes y
mézclelo todo con las judías.

Cubra la ensalada con el queso de oveja y sazone con pimienta.

Haga un puré con los tomates secos escurridos sobrantes,
el resto de los tomates frescos y los dientes de ajo,
y sazone al gusto. Sirva la salsa junto a la ensalada de judías.

Se puede añadir a la ensalada concentrado de tomate,
con lo que se consigue un sabor más intenso.
El atún resulta un buen sustituto del queso de oveja.

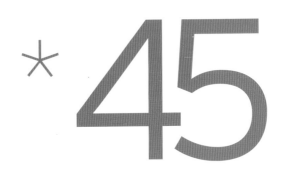

*45

Calabacines con mozzarella

600 g de calabacines

Aliño para la ensalada:
2 cucharadas de zumo de limón
5 cucharadas de aceite de oliva
½ manojo de perejil de hoja plana limpio
Sal
Pimienta blanca recién molida

2 trozos de queso mozzarella de búfala de 125 g
½ manojo de albahaca cortada en juliana

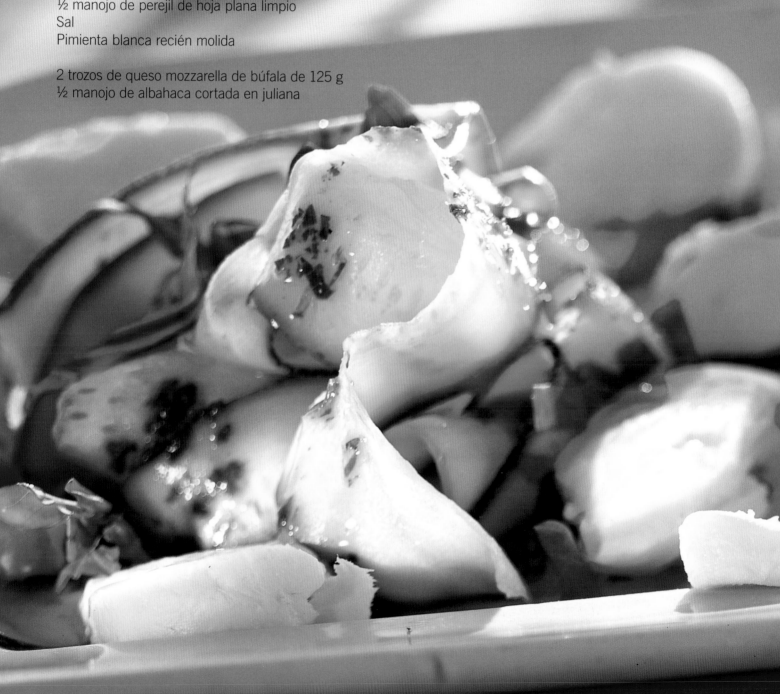

Limpie los calabacines y, con un pelador de verduras,
córtelos a lo largo en tiras finas.

Elabore el aliño con el zumo de limón, el aceite, el perejil,
la sal y la pimienta, bien mezclándolos a mano o con la batidora.
Aderece los calabacines con la salsa.

Parta la mozzarella en trozos del tamaño de un bocado, sírvala
acompañando la ensalada de calabacín, y espolvoréelo todo con la
albahaca.

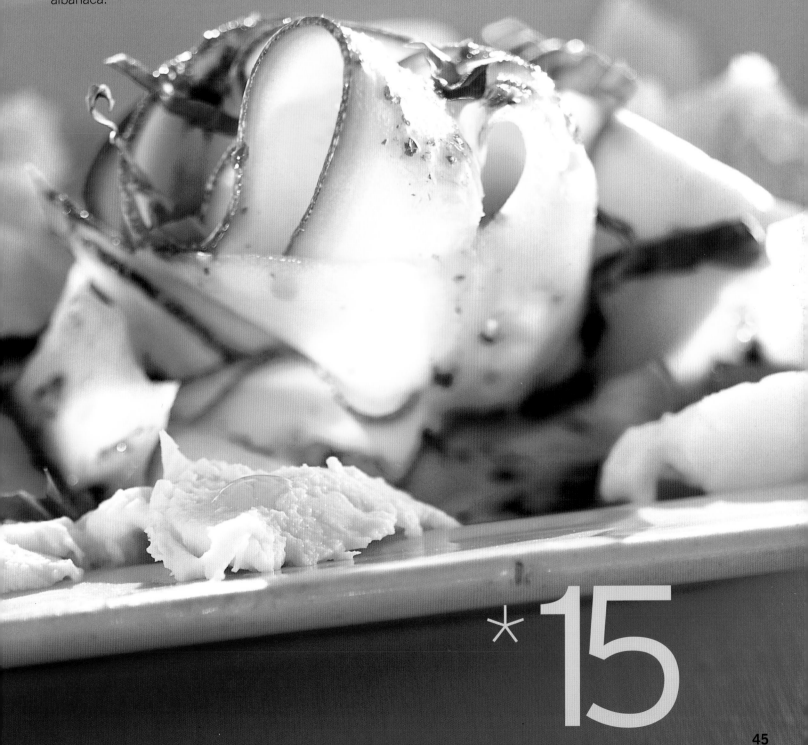

*15

Apio blanco con salmón tártaro

200 g de salmón fresco
2 cucharadas de zumo de lima
1 cucharada de aceite de oliva
1 cucharada de estragón picado
1 cucharada de cebollino cortado en aros
1 cucharada de perifollo limpio
1 cucharada de perejil de hoja plana
limpio y picado
1 cucharadita de sal marina
Una noche en marinada

400 g de apio blanco
Sal

Hojas de estragón para decorar
Pimienta blanca recién molida

Corte el salmón en dados pequeños, deseche la piel y las
espinas. Mézclelo con el zumo de lima, el aceite de oliva,
las hierbas y la sal marina.
Déjelo marinar toda la noche en el frigorífico.

Corte el apio en tiras y déjelo hervir durante 1 minuto en
agua salada. Enfríelo rápidamente en agua helada.

Deje escurrir bien el apio y sírvalo con
el salmón tártaro y el estragón. Espolvoréelo con pimienta.

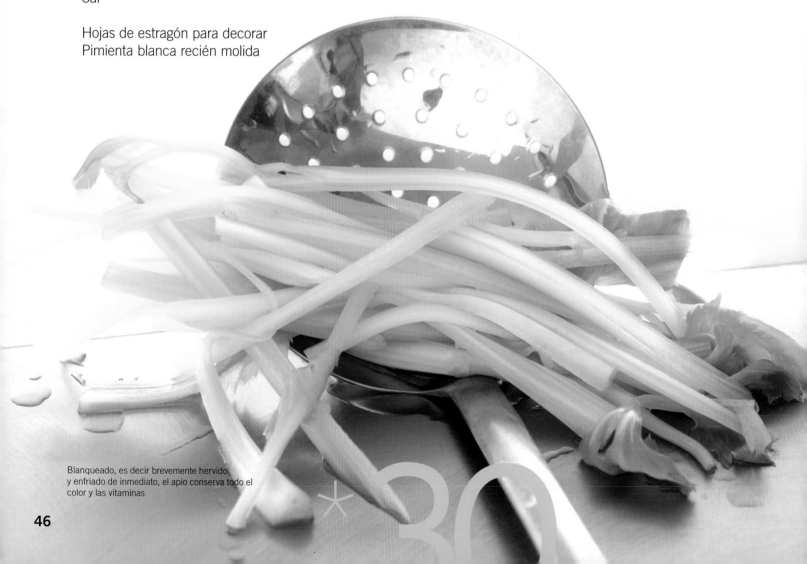

Blanqueado, es decir brevemente hervido
y enfriado de inmediato, el apio conserva todo el
color y las vitaminas

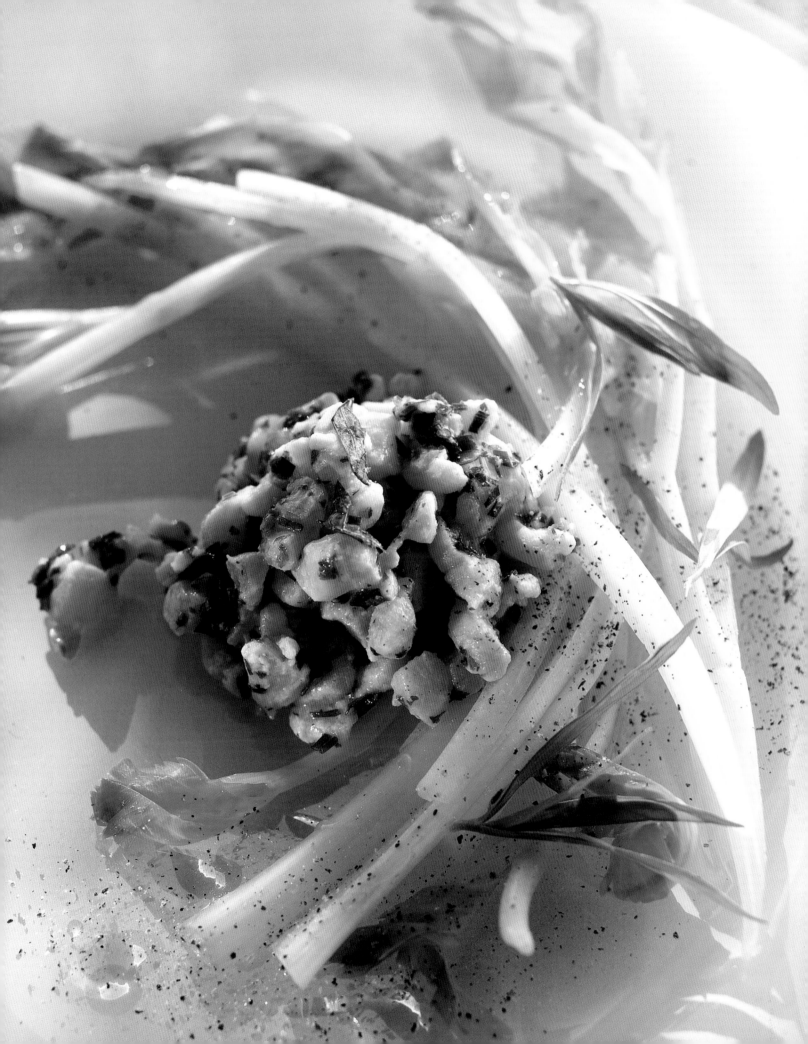

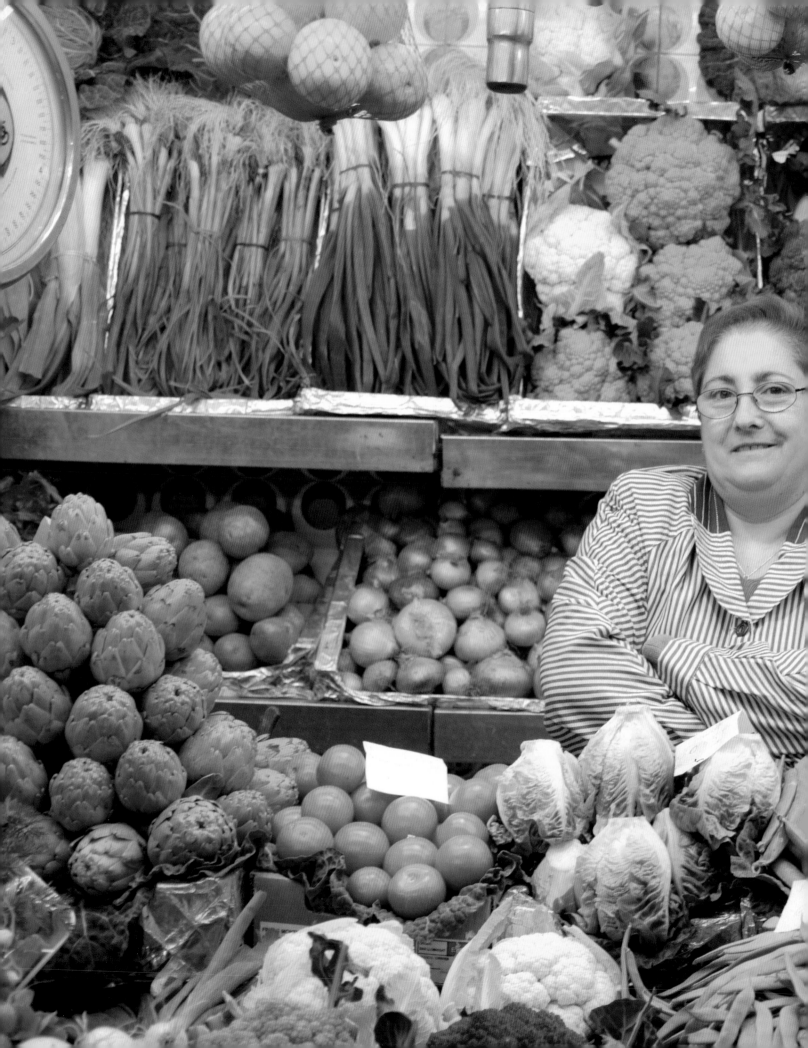

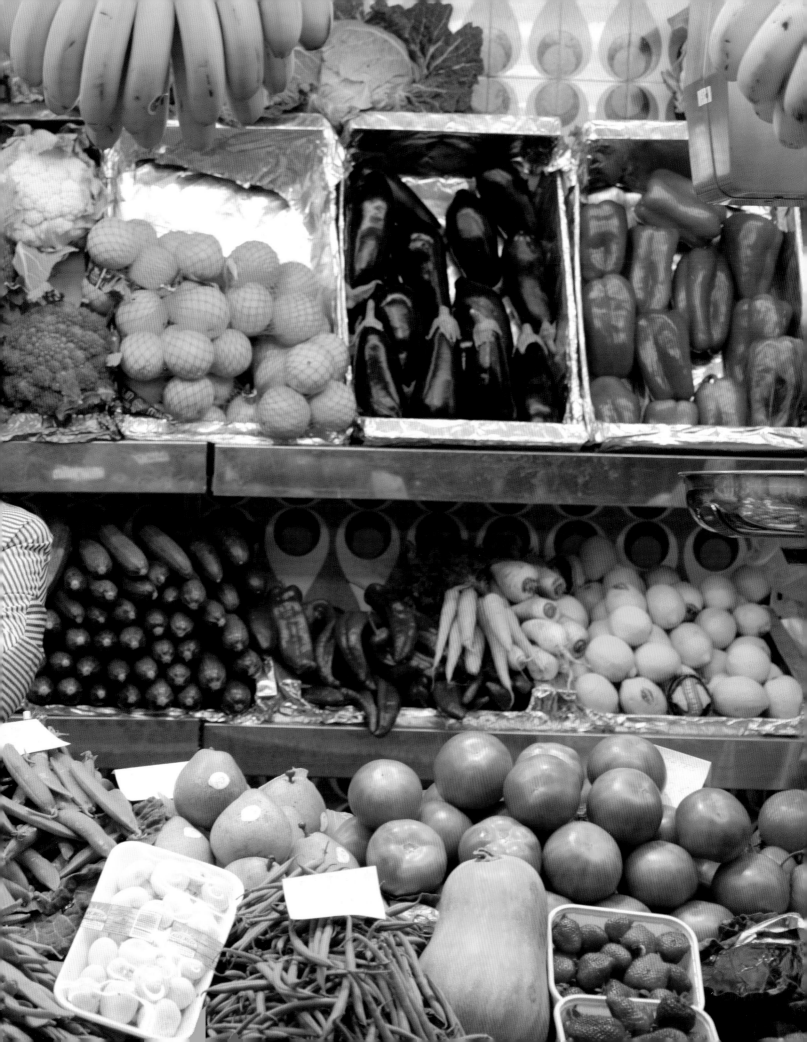

Variedades
de lechugas

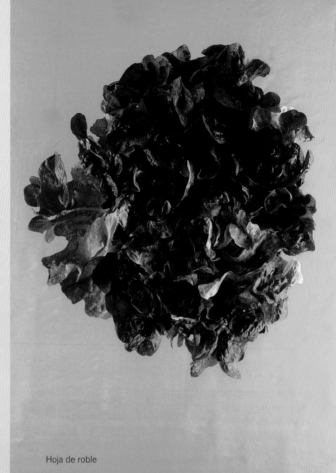

Hoja de roble

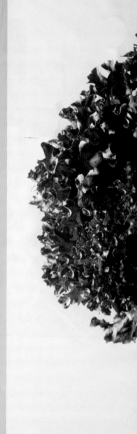

Lollo rojo

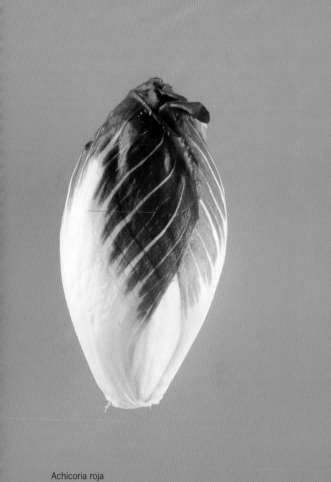

Achicoria roja

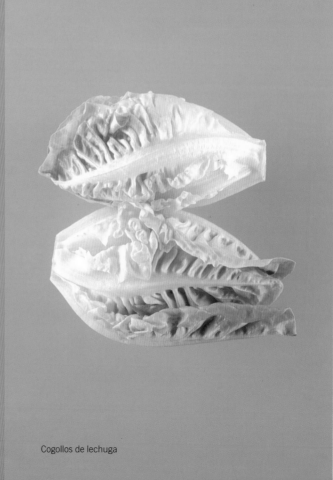

Cogollos de lechuga

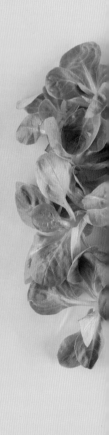

Canónigo

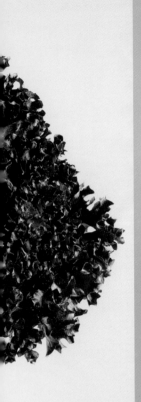

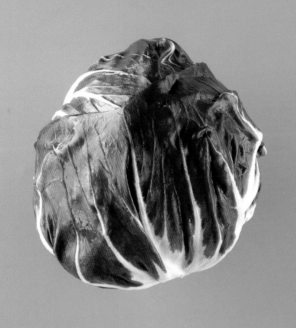

Radicchio

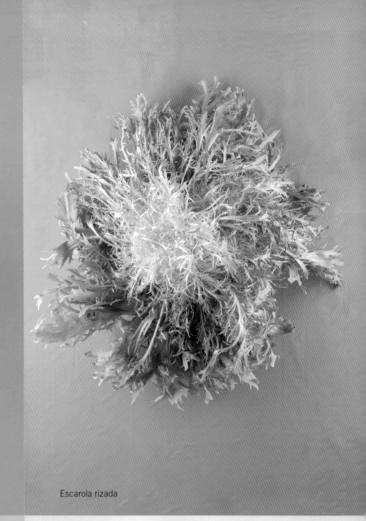

Escarola rizada

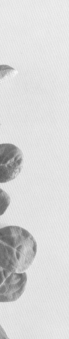

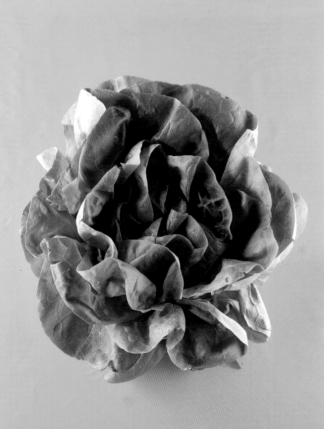

Lechuga

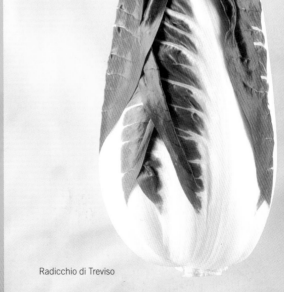

Radicchio di Treviso

51

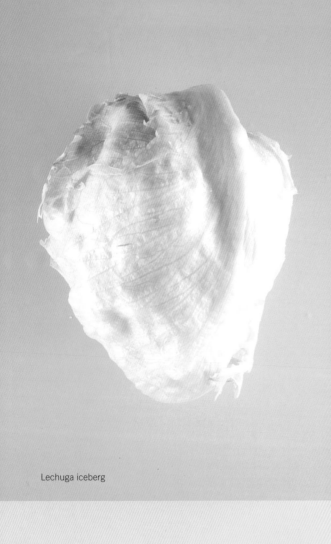

Lechuga iceberg

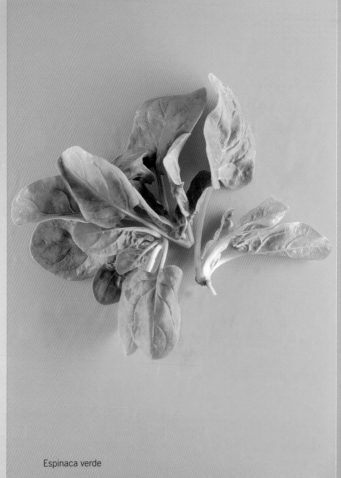

Espinaca verde

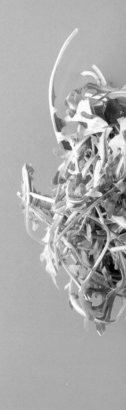

Hoja de oruga silvestre

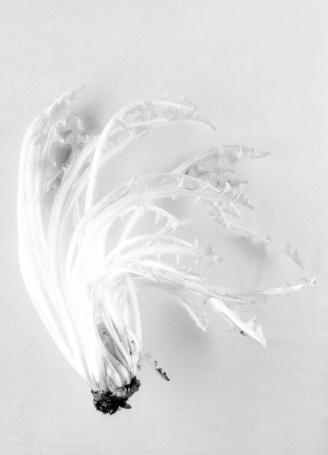

Diente de león amarillo

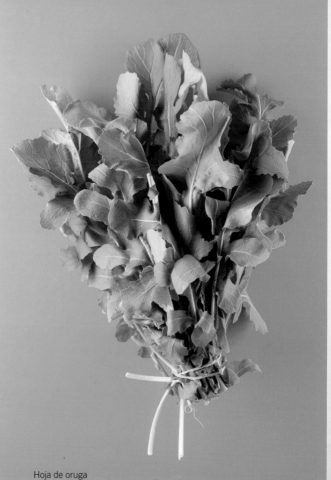

Hoja de oruga

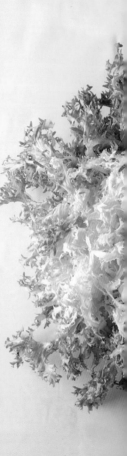

Endibia

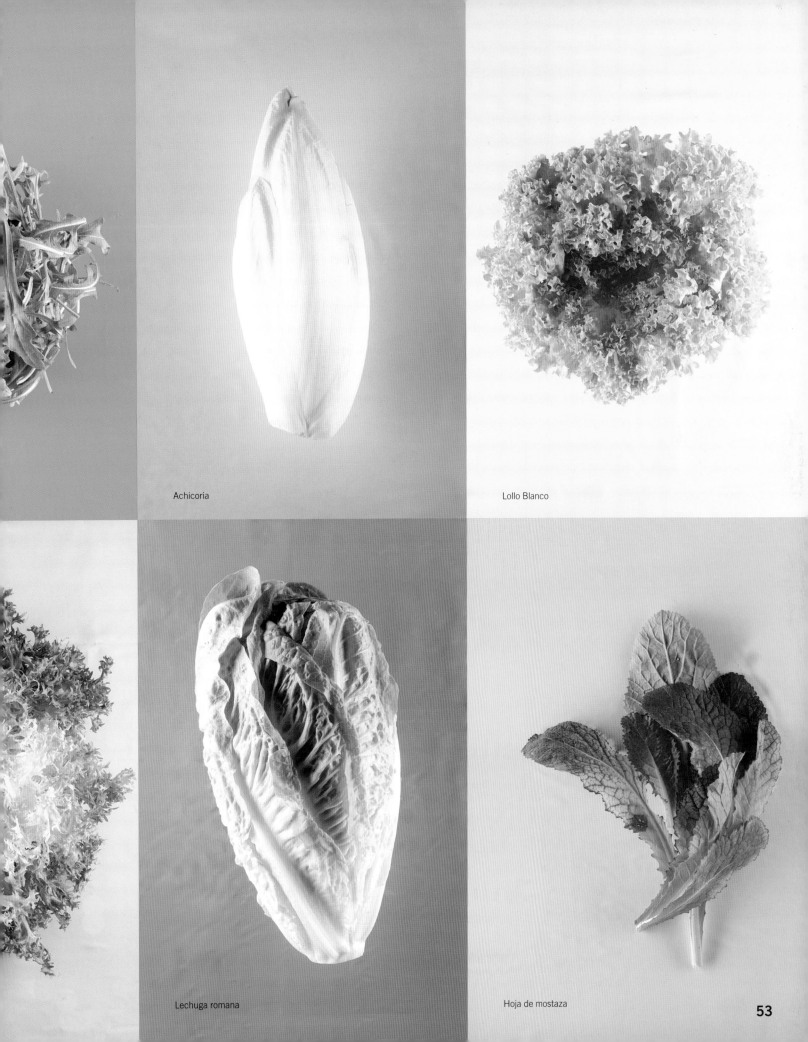

Achicoria

Lollo Blanco

Lechuga romana

Hoja de mostaza

53

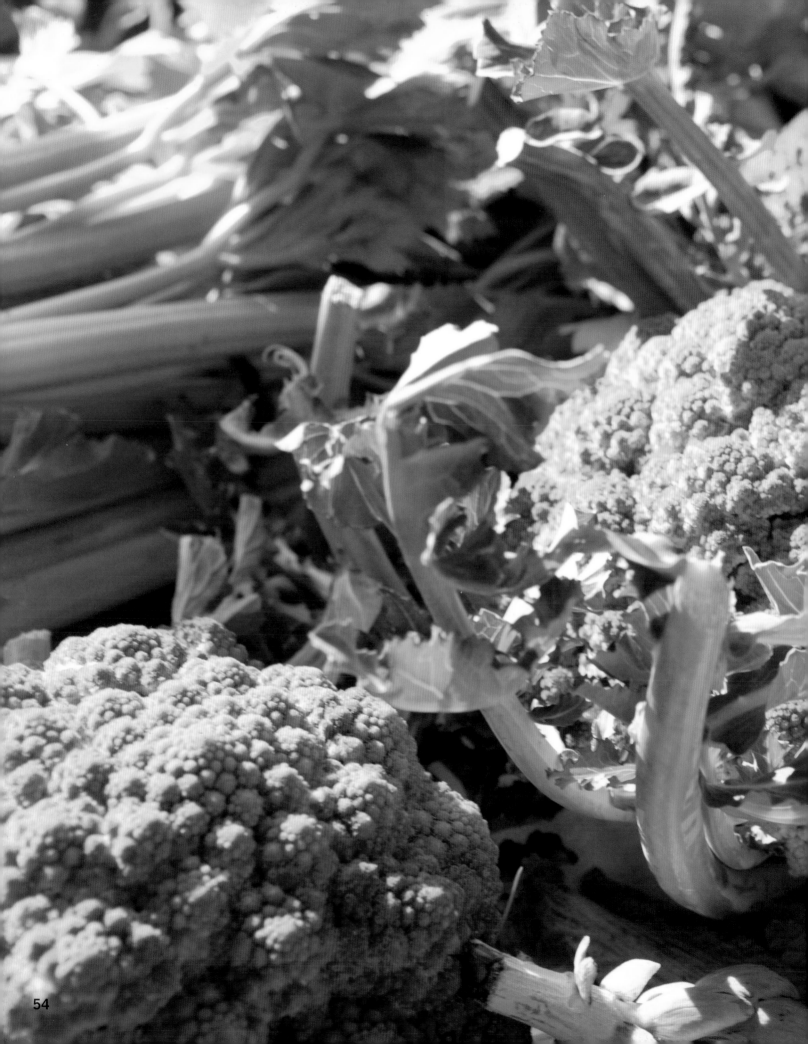

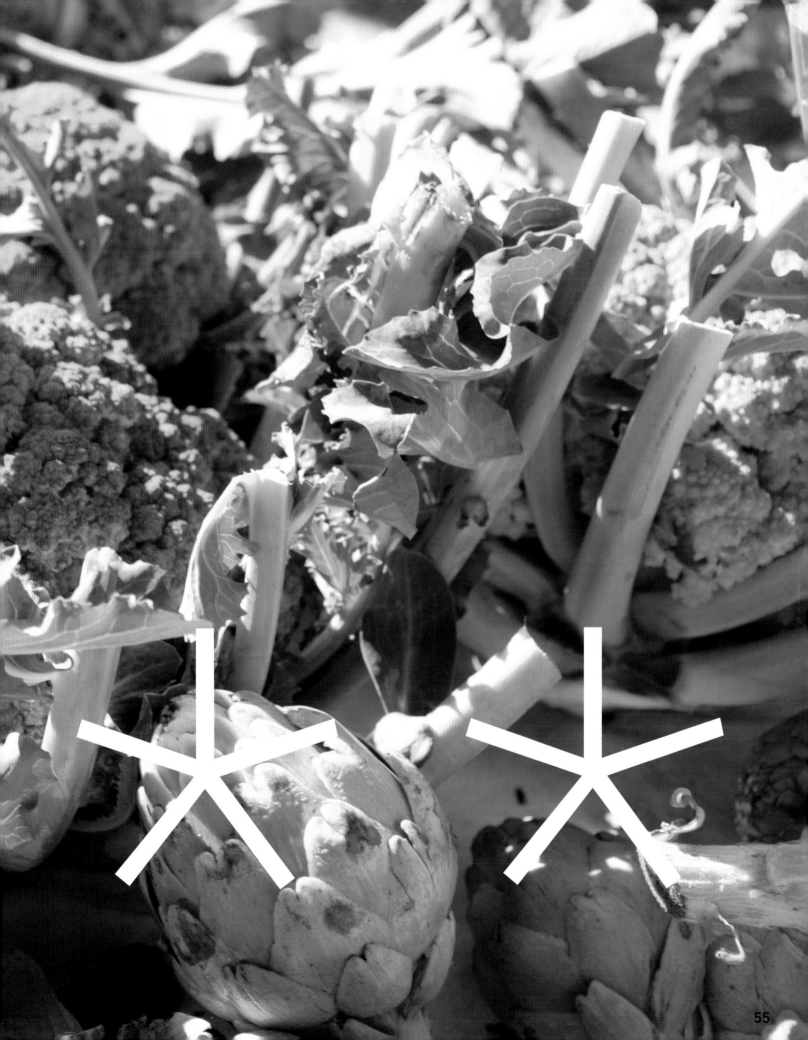

Ternera con atún sobre lecho de ensalada

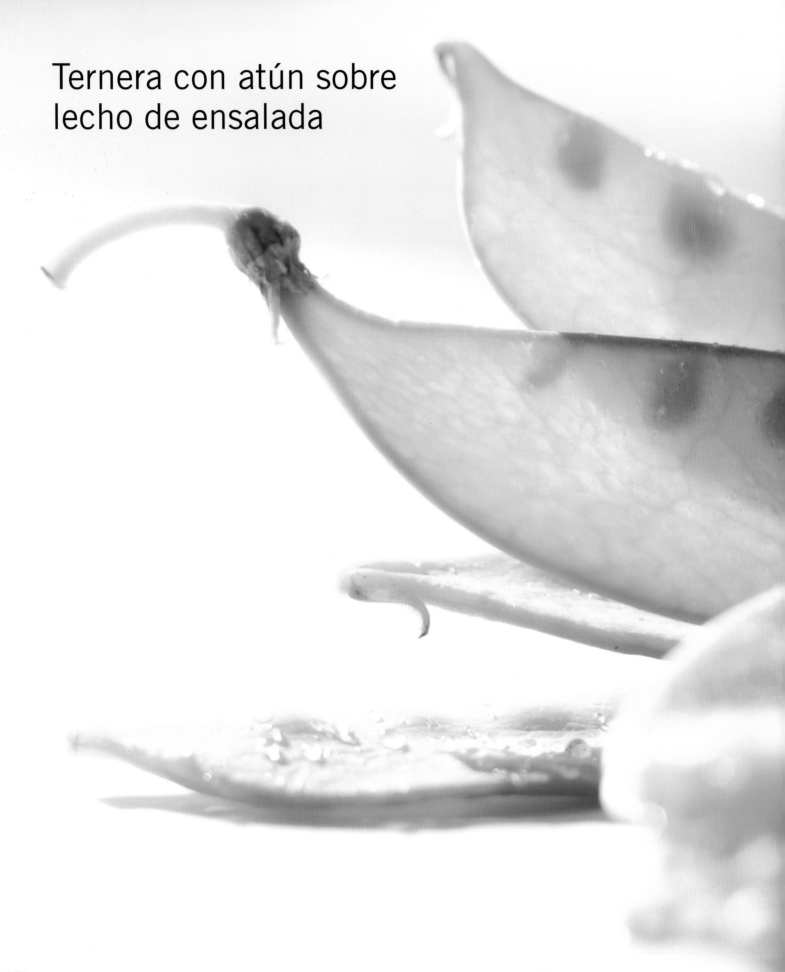

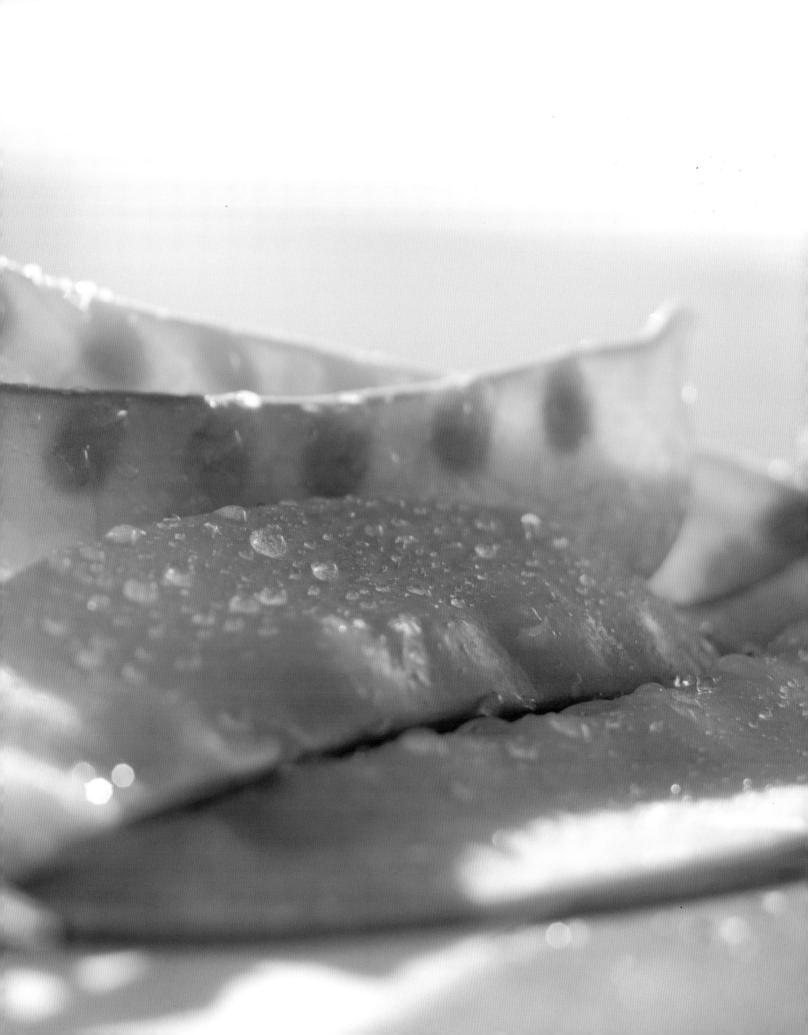

Ternera con atún sobre lecho de ensalada

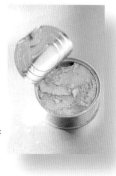

La calidad envasada en fino aceite: atún en lata.

250 g de carne de ternera magra
1 cucharada de aceite de oliva
Sal
Pimienta

Aliño:
3 cucharadas de aceite de oliva
3 cucharadas de vinagre de estragón
(alternativa: vinagre de naranja)
2 cucharadas de zumo de naranja
2 cucharadas de estragón picado

200 g de tirabeques
80 g de guisantes verdes
25 g de ajos chalotes picados
150 g de atún en aceite

Una vez en la sartén, la carne debe hacerse brevemente a fuego vivo para que no pierda su jugo y su color rosado

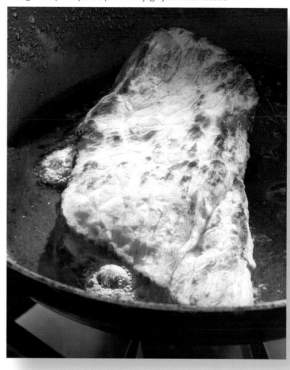

En una sartén con 1 cucharada de aceite de oliva, fría la carne por ambos lados durante 2 minutos. El interior de la carne debe quedar rosado. Salpimiéntela y déjela enfriar en la misma sartén. A continuación, córtela en tiras finas.

Para elaborar el aliño, mezcle bien todos los ingredientes. A continuación, añada el fondo de la carne de la sartén.

Hierva brevemente en agua salada los tirabeques, los guisantes y los ajos chalotes, cuélelos y enfríelos en agua. Escurra el atún y forme bloques del tamaño de un bocado. Disponga las verduras en una fuente, cúbralas con las tiras de ternera y el atún, y rocíelo todo con abundante aliño.

Consejo: En lugar de estragón, también puede emplear melisa toronjil o eneldo. En lugar de atún en lata, también puede utilizar bonito o atún fresco asado.
Para ahorrar tiempo, en lugar de elaborar la receta con carne de ternera cruda, puede utilizar restos de ternera asada.

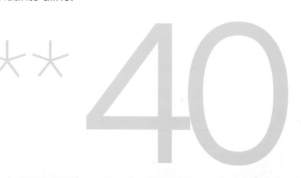

** 40

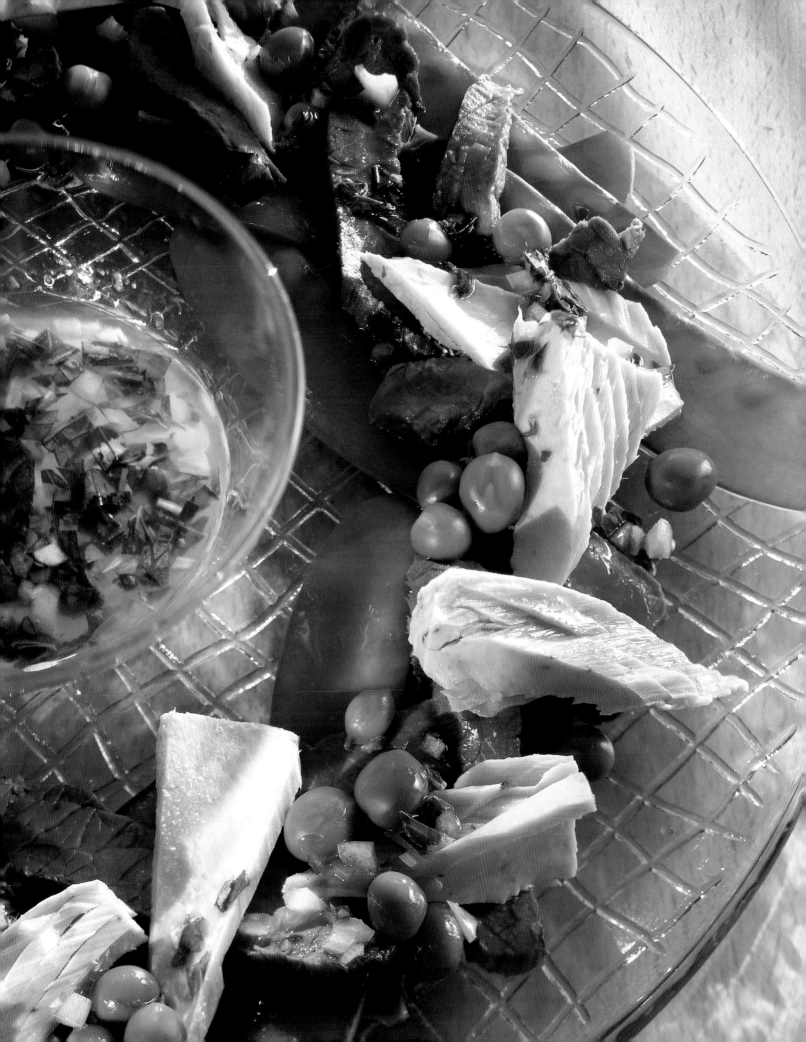

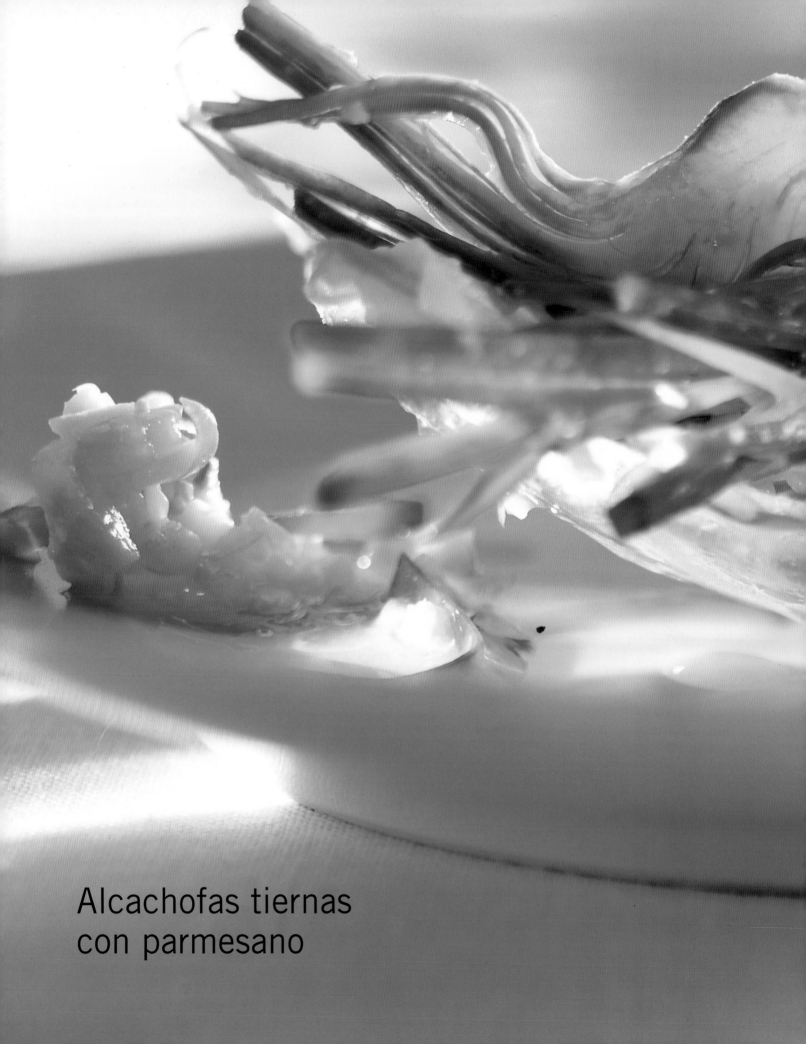

Alcachofas tiernas
con parmesano

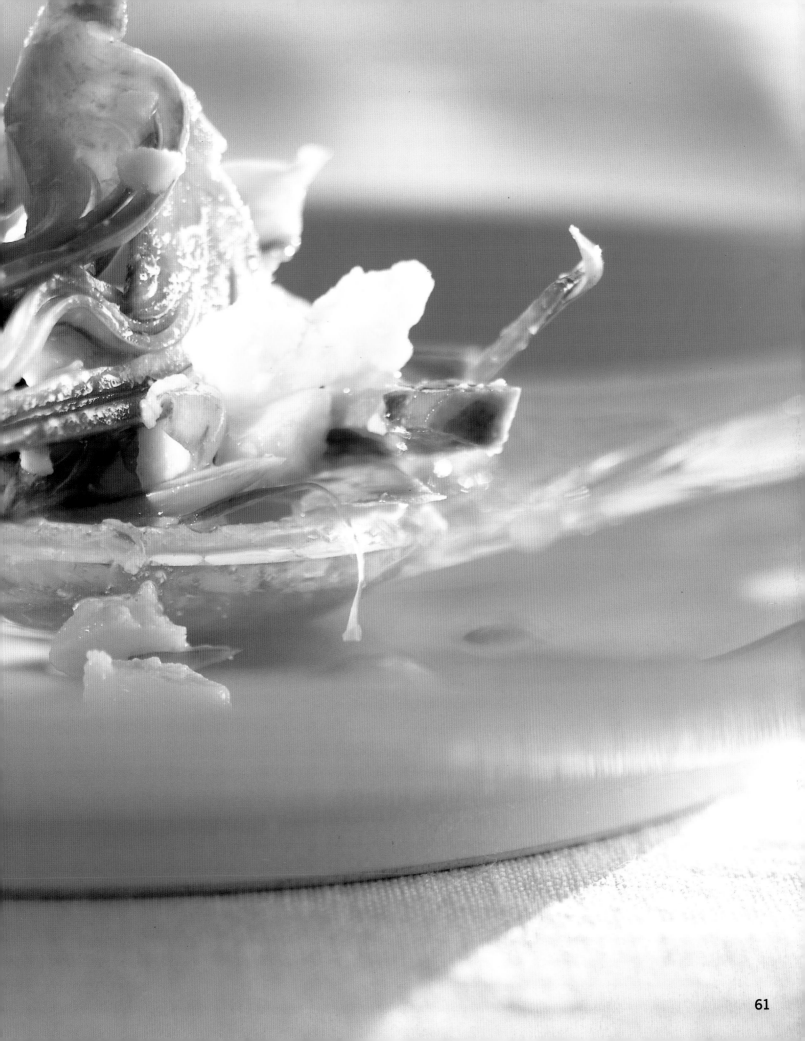

Alcachofas tiernas con parmesano

Vinagreta:
80 ml de aceite de oliva
80 ml de zumo de limón
Sal

6 alcachofas tiernas de unos 60-80 g
100 g de queso parmesano semicurado

En un bol grande, mezcle el aceite, el zumo de limón y la sal; revuelva bien.

Retire las hojas exteriores y los tallos de las alcachofas. Corte y deseche también las puntas duras de las hojas y las bases. Parta los corazones por la mitad y retire la pelusa interior. A continuación, corte las mitades de alcachofa a lo largo en rodajas muy finas.

Incorpore las alcachofas inmediatamente a la vinagreta para que no se vuelvan negras.

Desmigaje o ralle el parmesano, mézclelo con la ensalada y sírvala de inmediato.

El esfuerzo vale la pena: las finas tiras de alcachofas resultan exquisitas incluso crudas

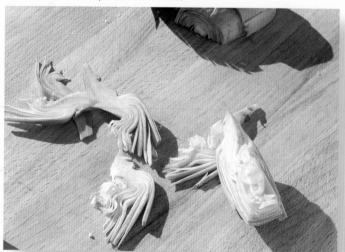

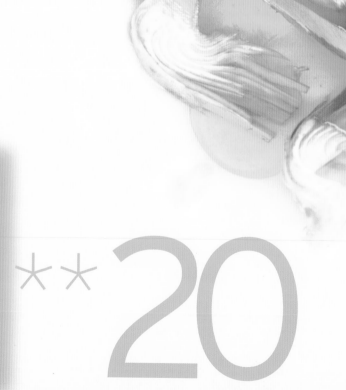

**20

Las puntas duras de las hojas se cortan
estupendamente con unas tijeras de cocina

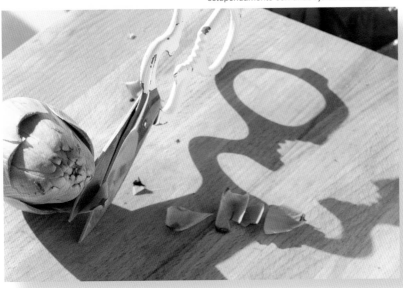

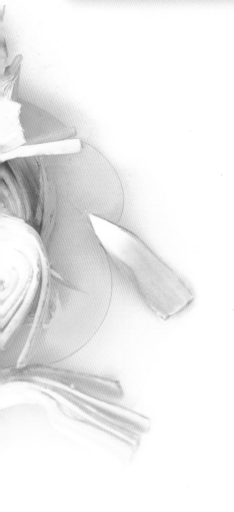

Las hojas interiores que no han podido
desarrollarse forman una especie de pelusa
que no tiene buen sabor

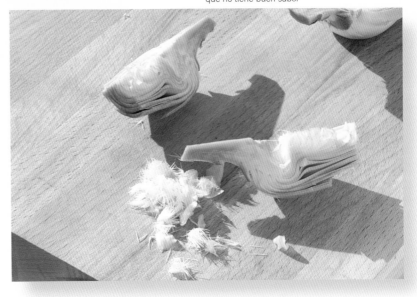

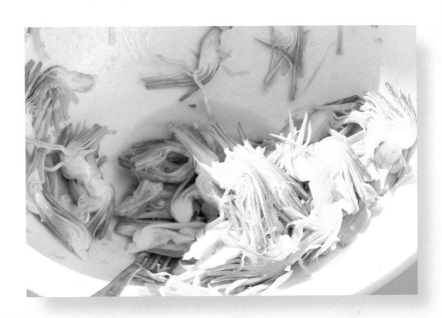

En contacto con el aire, las alcachofas se
vuelven marrones, así que deben aliñarse
inmediatamente con una vinagreta

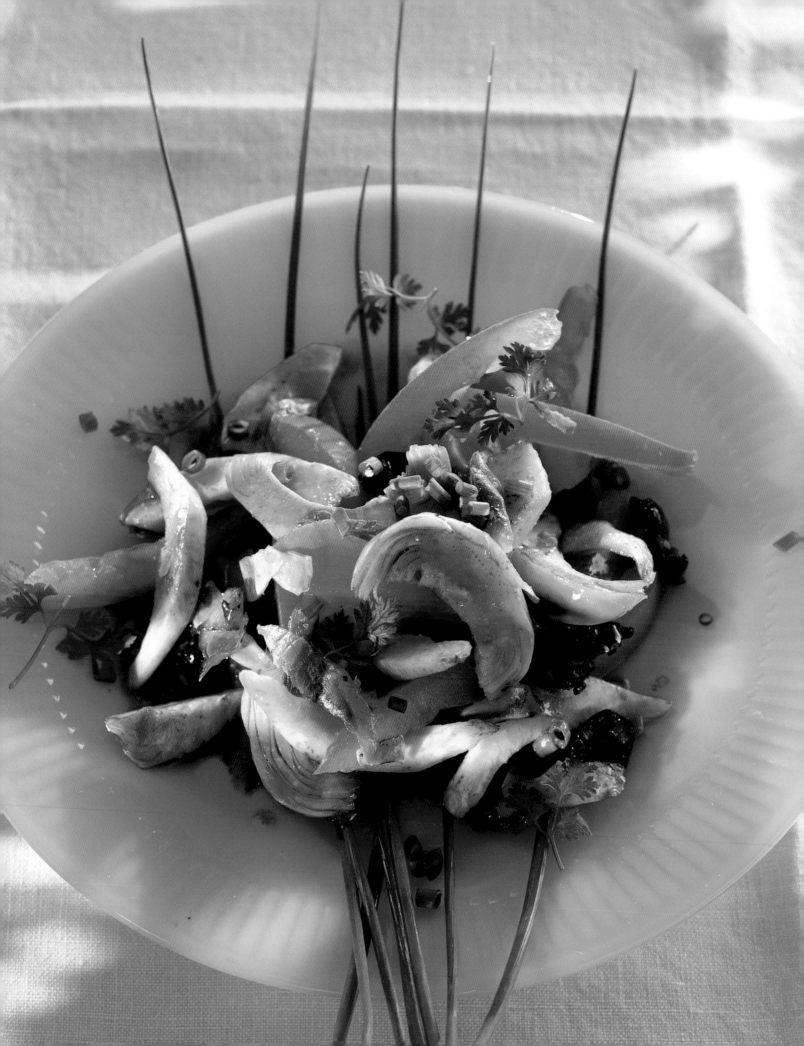

Alcachofas con anchoas

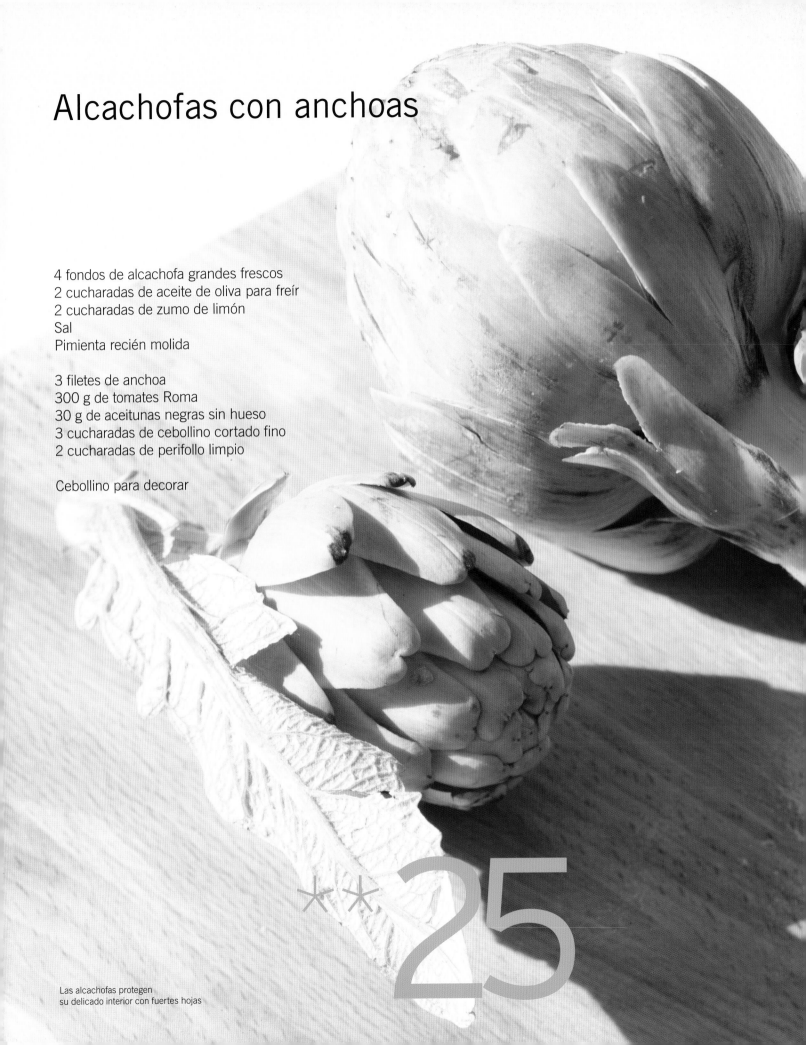

4 fondos de alcachofa grandes frescos
2 cucharadas de aceite de oliva para freír
2 cucharadas de zumo de limón
Sal
Pimienta recién molida

3 filetes de anchoa
300 g de tomates Roma
30 g de aceitunas negras sin hueso
3 cucharadas de cebollino cortado fino
2 cucharadas de perifollo limpio

Cebollino para decorar

**25

Las alcachofas protegen
su delicado interior con fuertes hojas

Alcachofas con anchoas

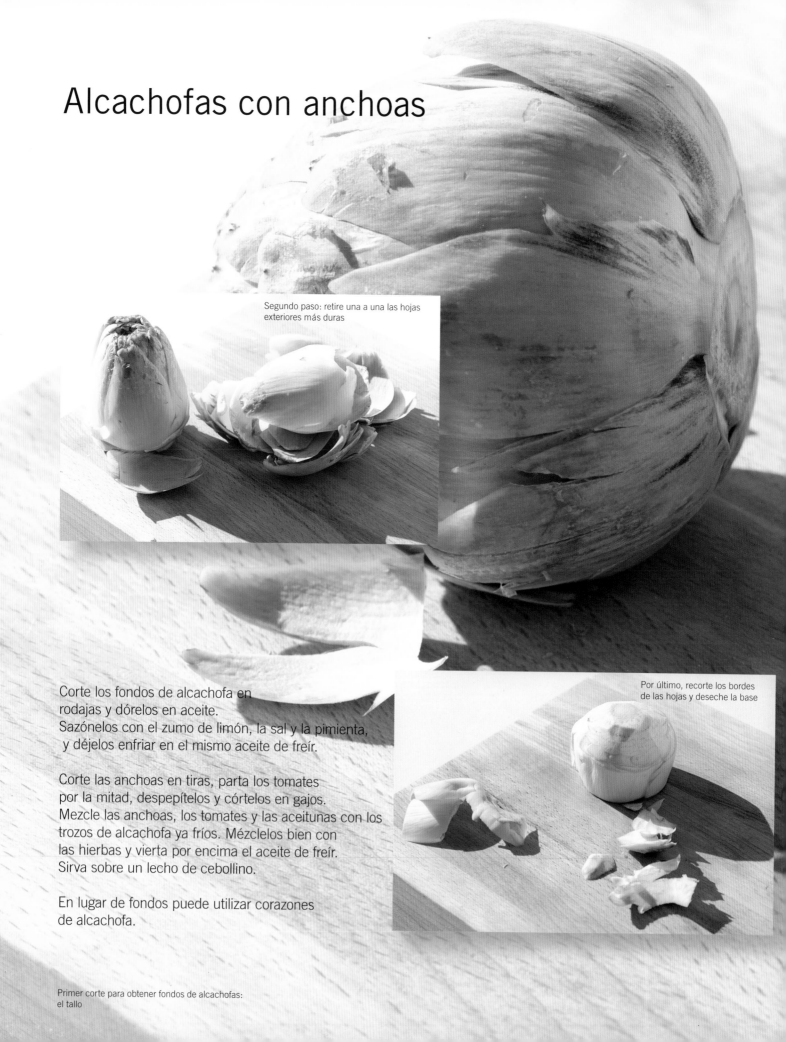

Segundo paso: retire una a una las hojas
exteriores más duras

Por último, recorte los bordes
de las hojas y deseche la base

Corte los fondos de alcachofa en
rodajas y dórelos en aceite.
Sazónelos con el zumo de limón, la sal y la pimienta,
y déjelos enfriar en el mismo aceite de freír.

Corte las anchoas en tiras, parta los tomates
por la mitad, despepítelos y córtelos en gajos.
Mezcle las anchoas, los tomates y las aceitunas con los
trozos de alcachofa ya fríos. Mézclelos bien con
las hierbas y vierta por encima el aceite de freír.
Sirva sobre un lecho de cebollino.

En lugar de fondos puede utilizar corazones
de alcachofa.

Primer corte para obtener fondos de alcachofas:
el tallo

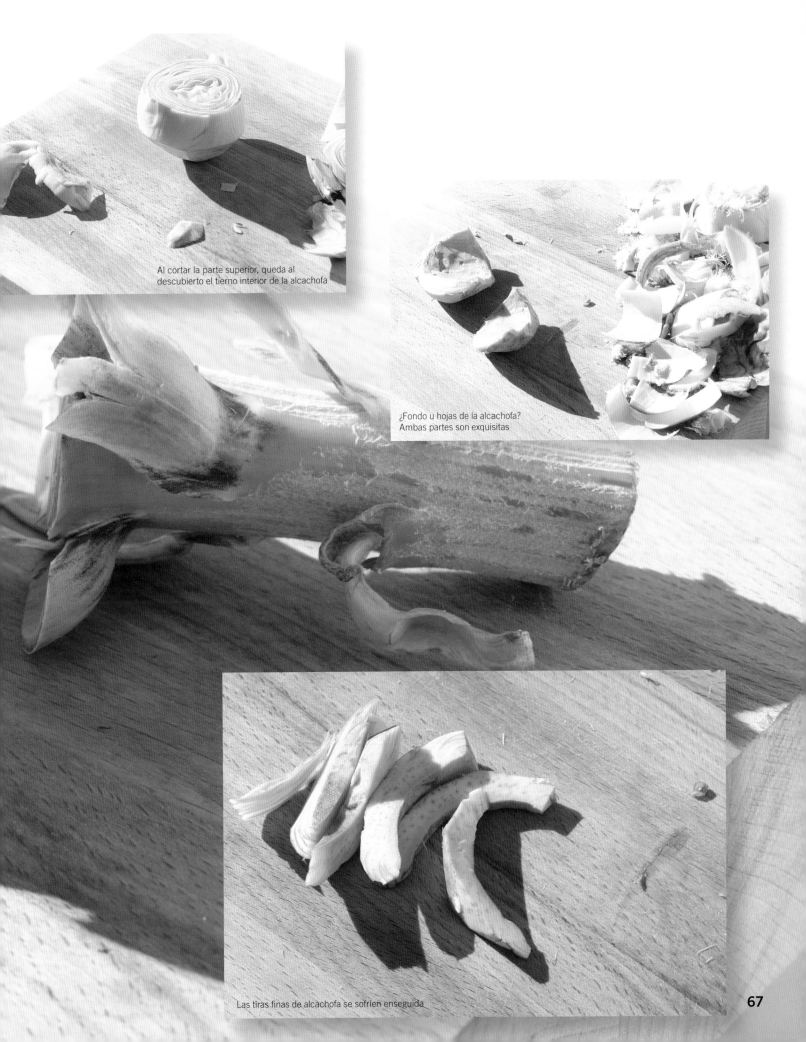

Al cortar la parte superior, queda al descubierto el tierno interior de la alcachofa

¿Fondo u hojas de la alcachofa? Ambas partes son exquisitas

Las tiras finas de alcachofa se sofríen enseguida

67

Huevos al ron con lechuga iceberg

4 huevos
60 ml de ron
¼ l de vinagre de vino tinto
1-2 dientes de ajo majados
½ cucharada de sal
1 cucharadita de azúcar
½ cucharada de granos de pimienta
¼ manojo de tomillo
1 chile rojo fresco
40 ml de aceite de oliva
6 horas en marinada

300 g de lechuga iceberg

½ manojo de cebollino cortado fino

Hierva los huevos de 6 a 7 minutos, sin que lleguen a cocerse del todo. Cuélelos y pélelos con cuidado.

Cueza el ron, el vinagre, el ajo, la sal, el azúcar, los granos de pimienta, el tomillo y el chile.
Vierta la mezcla caliente sobre los huevos que ha pelado. Añada aceite y mézclelo todo bien.
Deje marinar un mínimo de 6 horas, durante las cuales debe volver los huevos de vez en cuando.
Retire los huevos de la marinada.

Limpie la lechuga y córtela en juliana.
Aderécela con 6 cucharadas de la marinada de ron, cúbrala con los huevos y espolvoréelo todo con el cebollino.
Sirva con el tomillo de la marinada.

Consejo: En el frigorífico, los huevos se conservarán de 4 a 6 días.

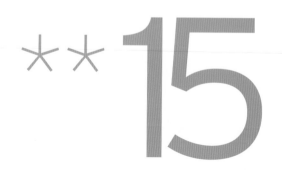

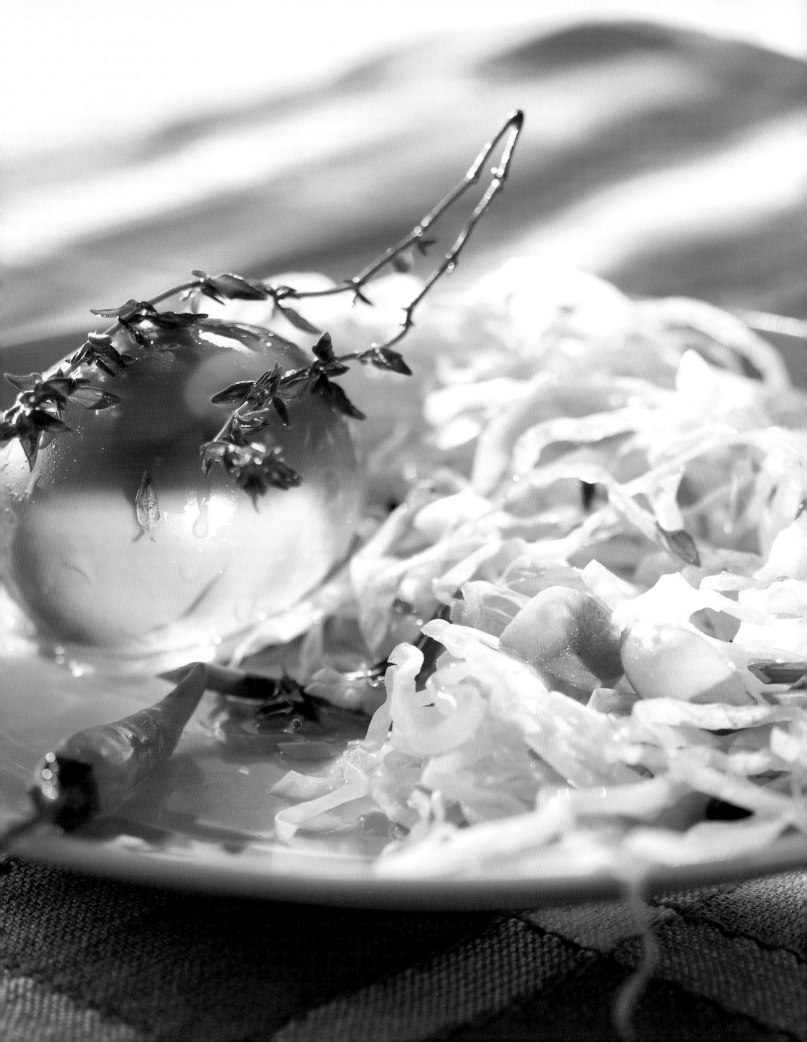

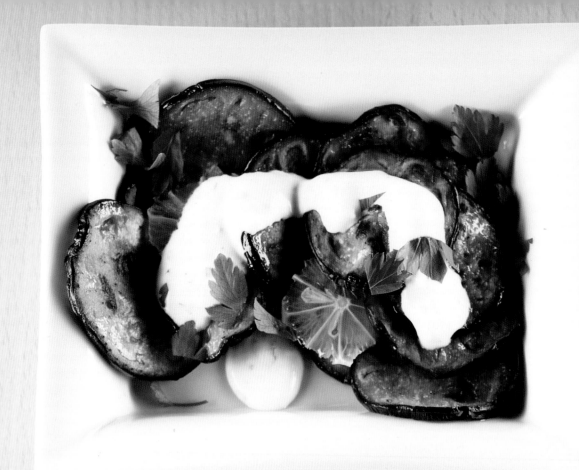

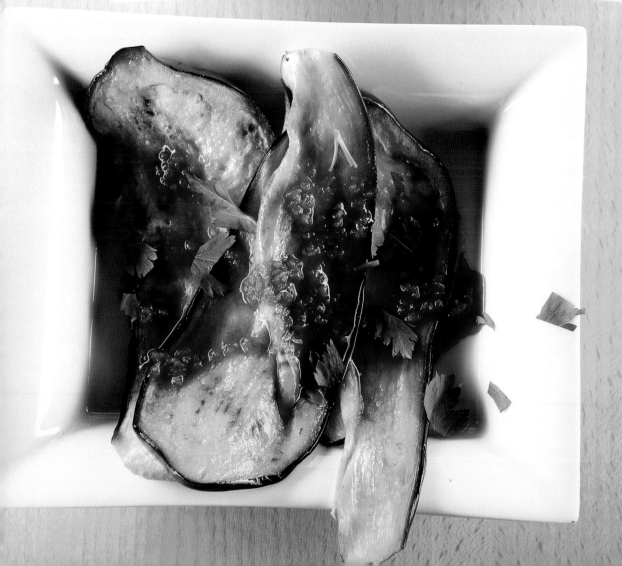

Berenjenas
dos salsas

600 g de berenjenas medianas
Sal
20 minutos para que desprendan el agua

Aceite de oliva para freír
Pimienta

Salsa para ensalada n.º1:
40 ml de aceite de oliva
3 dientes de ajo majados
½ cucharadita de comino
1 cucharadita de pimentón rojo
½ cucharadita de pimienta de cayena

Salsa para ensalada n.º2:
100 g de yogur griego
2 dientes de ajo majados
1 cucharadita de sal
Pimienta recién molida
1 cucharada de zumo de limón
30-40 ml de vino blanco
1 manojo de perejil de hoja plana picado

1 limón no tratado

½ manojo de perejil cortado en trozos grandes

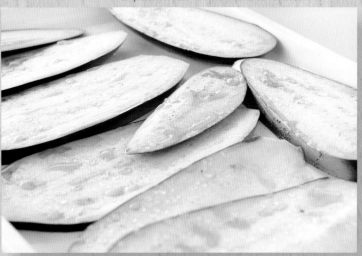

La sal sirve para deshidratar las rodajas de berenjena, cortadas esta vez en diagonal.
En pocos minutos verá claramente como «sudan».

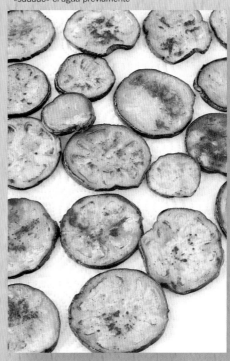

Fría las rodajas de berenjena.
Sólo toman un color dorado si han «sudado» el agua previamente

Corte las berenjenas a lo largo o a lo ancho en tajadas de 1 cm de grosor. Espolvoréelas con sal y déjelas reposar para que desprendan el agua durante 20 minutos. Enjuáguelas con agua fría y séquelas con papel de cocina.

En una sartén con poco aceite, fría uno a uno los trozos de berenjena por ambos lados hasta que comiencen a dorarse. Deje escurrir el exceso de aceite sobre papel de cocina y salpimiéntelos.

Mezcle los ingredientes de ambas salsas por separado.

Pele los limones, retire la membrana blanca y córtelos en rodajas. Divida en dos montones la berenjena. Sirva una mitad con las rodajas de limón y la segunda salsa y la segunda mitad, con la primera salsa. Espolvoree ambas variantes con perejil.

Cóctel de pimientos

Con la parte cortada hacia abajo, los pimientos conservarán todo su jugo al hornearlos

300 g de pimiento rojo
300 g de pimiento amarillo
30 minutos de horneado
½ manojo de perejil de hoja plana

3 dientes de ajo picados
2 cucharadas de zumo de lima
4 cucharadas de aceite de oliva

Corte los pimientos por la mitad, retire las pepitas
y hornéelos a 200 grados durante unos 30 minutos
con la piel hacia arriba sobre papel de aluminio
hasta que se formen ampollas.
Retírelos del horno, cúbralos con un paño de cocina frío
y húmedo, y deje que se enfríen.
Un rato después pélelos. Separe las ramitas de perejil,
lávelas y córtelas en trozos grandes.

Corte los pimientos en dados y distribúyalos por colores
en copas. Espolvoree por encima ajo y perejil, y aliñe
con el zumo de lima y el aceite de oliva.

Sírvalo con pan pita tostado.

Consejo: Utilizar pimientos verdes no resulta adecuado
porque poseen un sabor algo amargo.

**20

Una vez horneados y pelados,
corte los pimientos en dados pequeños

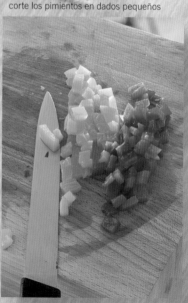

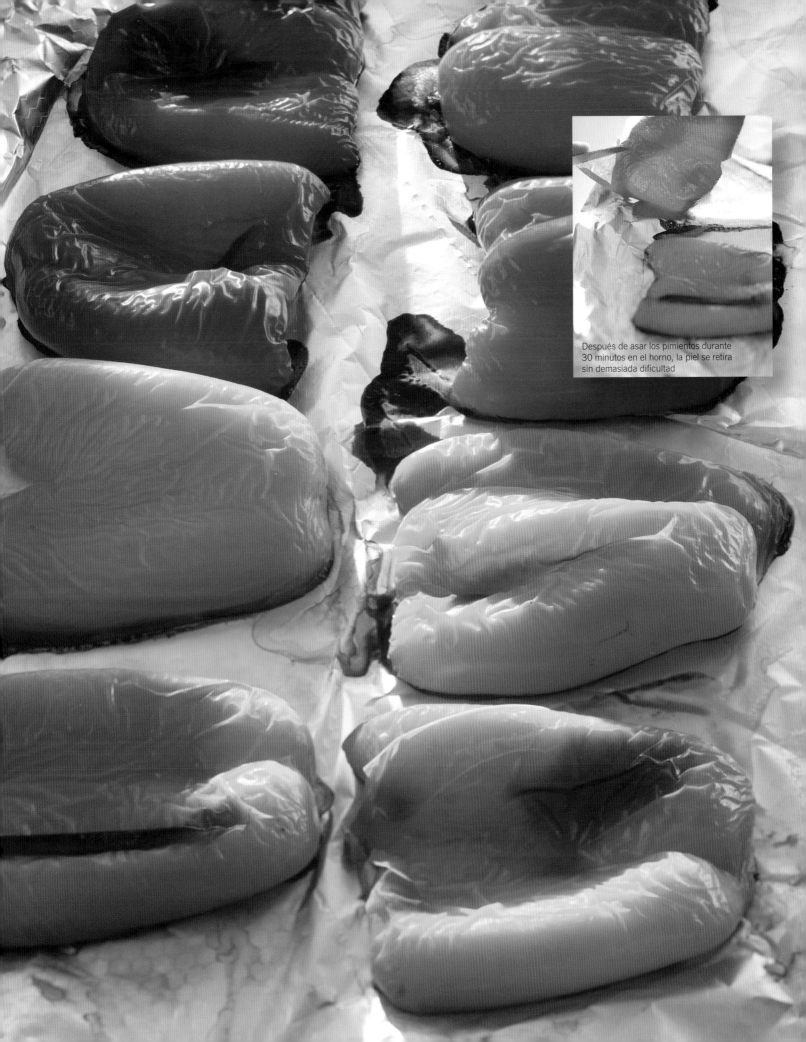

Después de asar los pimientos durante 30 minutos en el horno, la piel se retira sin demasiada dificultad

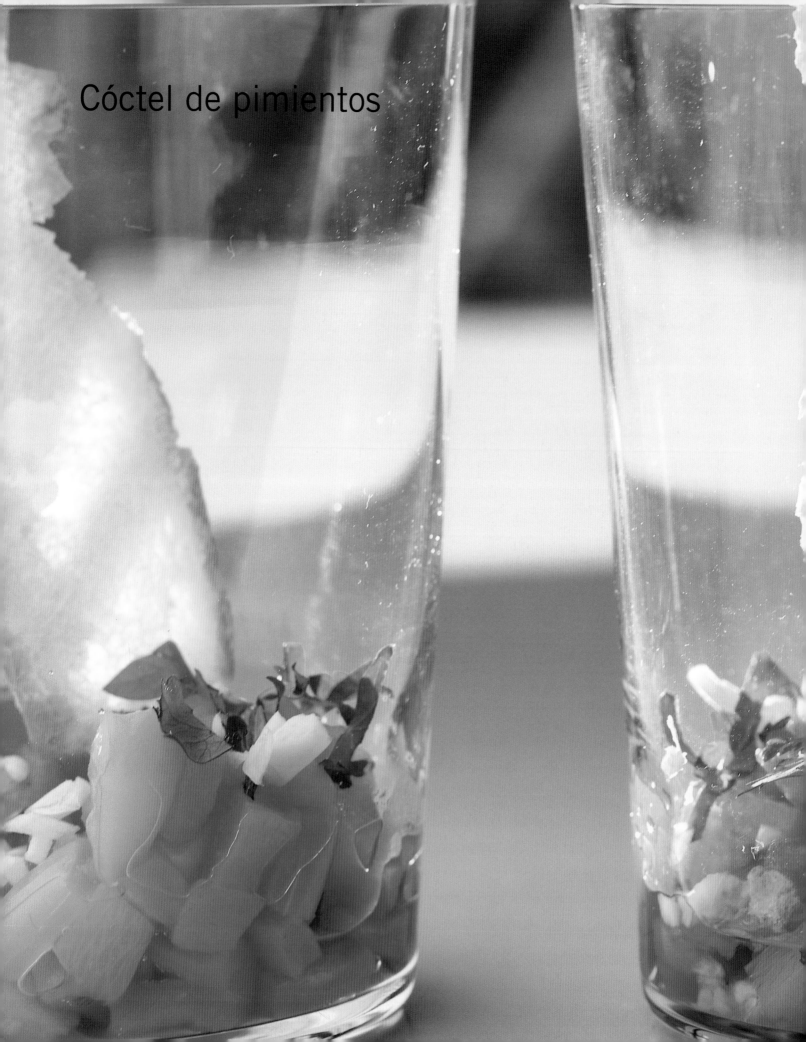

Cóctel de pimientos

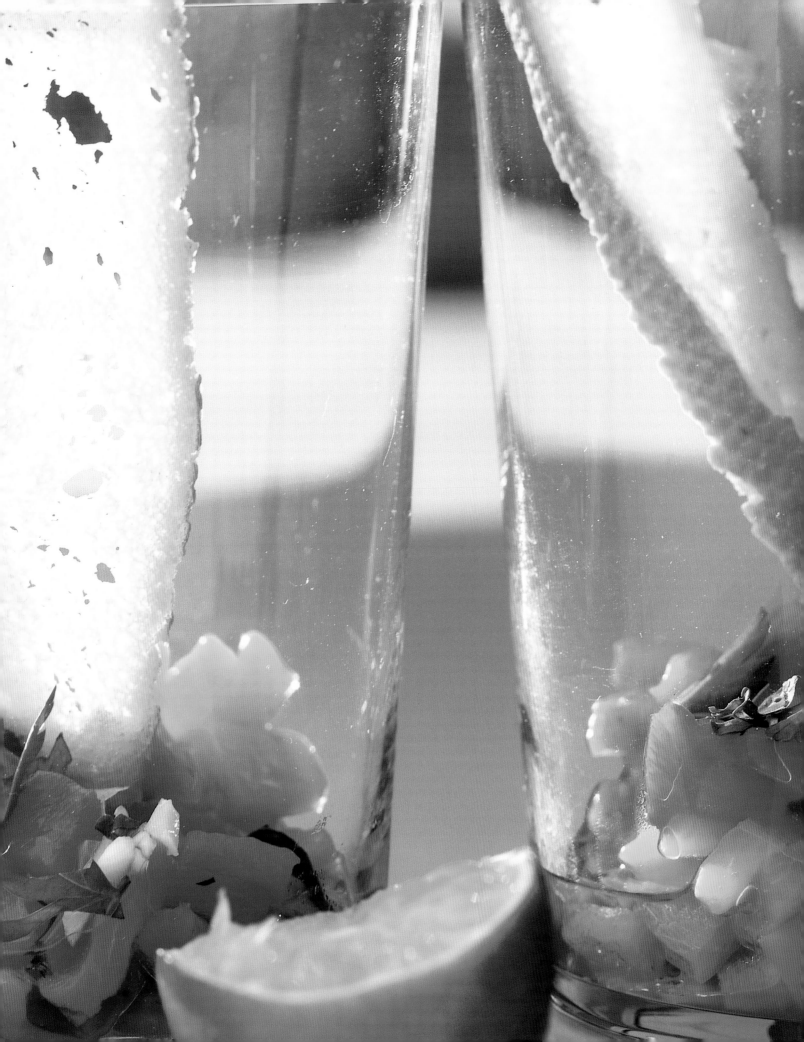

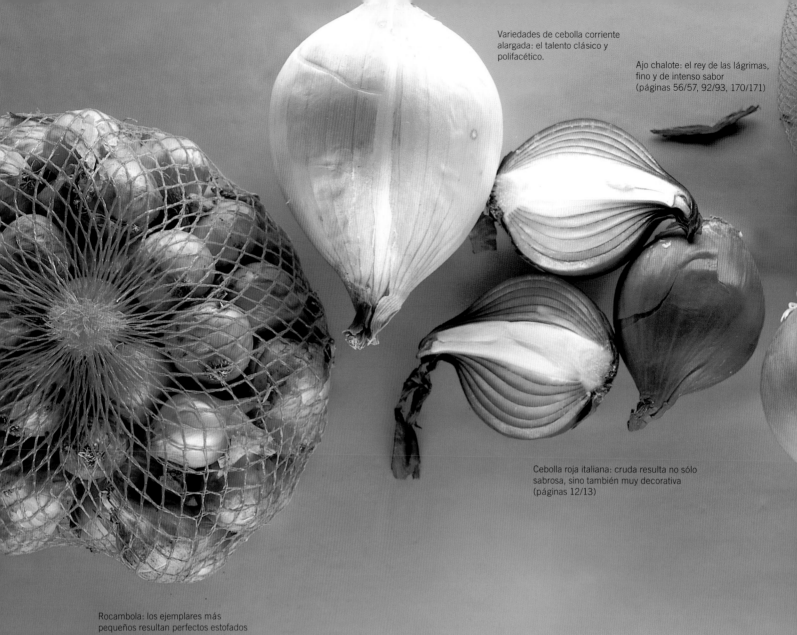

Variedades de cebolla corriente
alargada: el talento clásico y
polifacético.

Ajo chalote: el rey de las lágrimas,
fino y de intenso sabor
(páginas 56/57, 92/93, 170/171)

Cebolla roja italiana: cruda resulta no sólo
sabrosa, sino también muy decorativa
(páginas 12/13)

Rocambola: los ejemplares más
pequeños resultan perfectos estofados
o con un aderezo ligeramente dulce
(páginas 148/149)

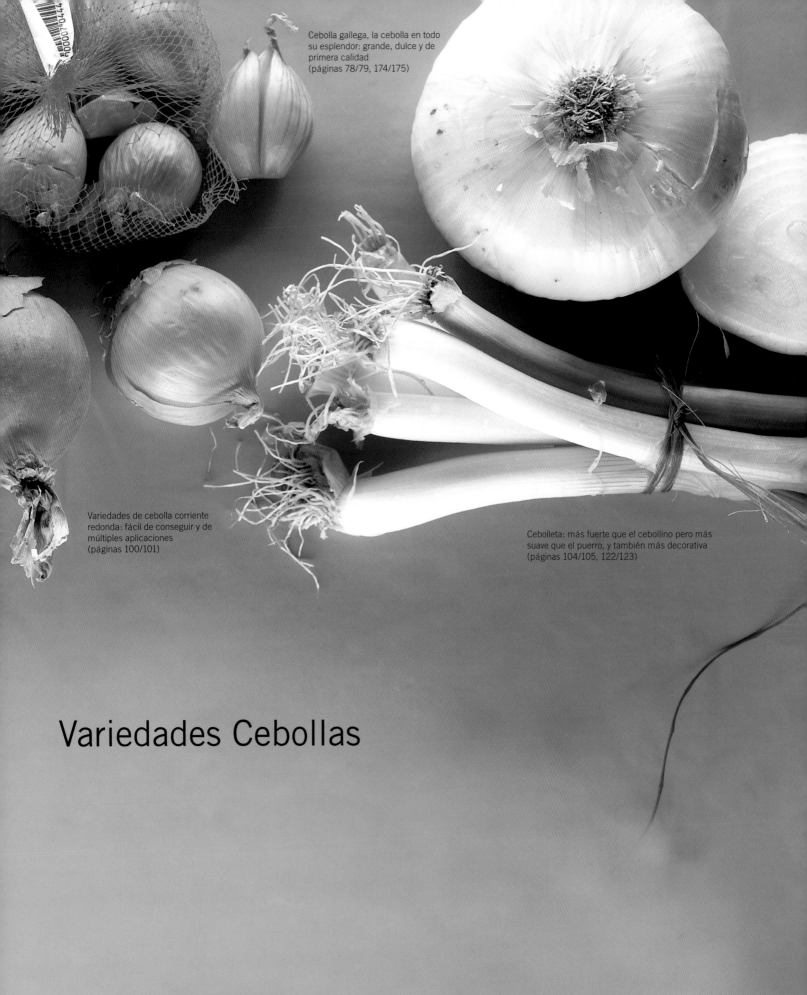

Cebolla gallega, la cebolla en todo
su esplendor: grande, dulce y de
primera calidad
(páginas 78/79, 174/175)

Variedades de cebolla corriente
redonda: fácil de conseguir y de
múltiples aplicaciones
(páginas 100/101)

Cebolleta: más fuerte que el cebollino pero más
suave que el puerro, y también más decorativa
(páginas 104/105, 122/123)

Variedades Cebollas

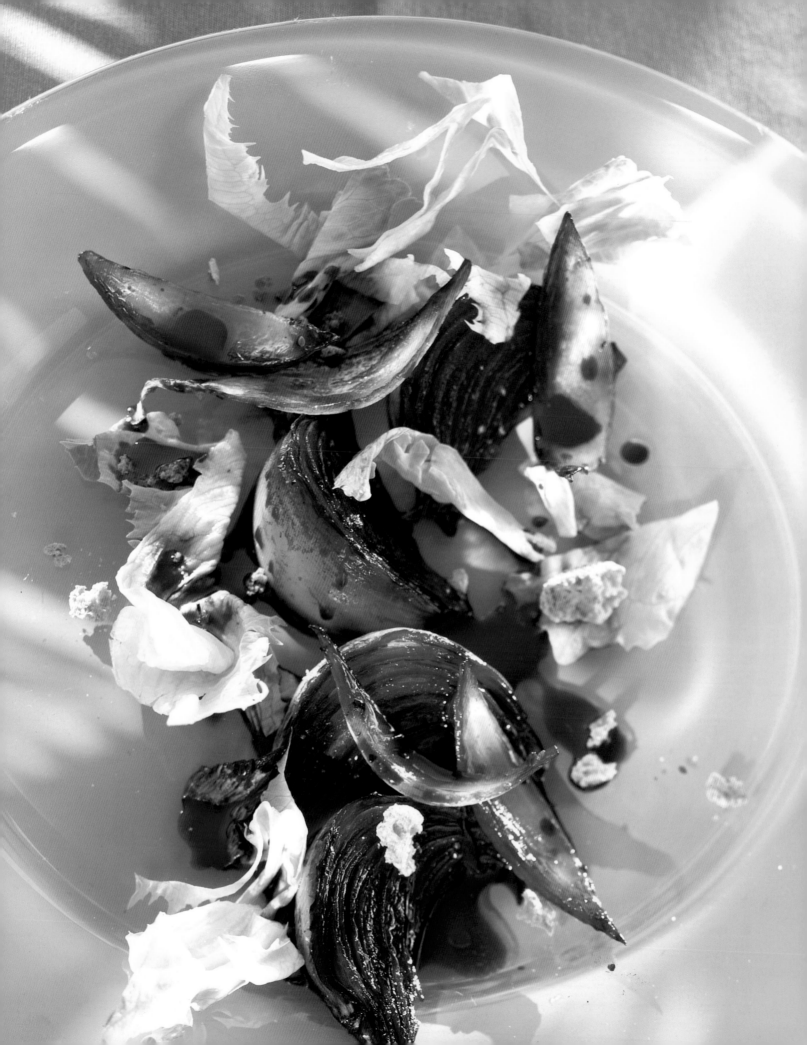

Cebollas asadas con jarabe de saúco

400 g de cebollas blancas
(o cualquier tipo de cebolla dulce y carnosa)

3 cucharadas de aceite de nuez
Sal
Pimienta molida, al gusto
60 ml de jarabe de saúco oscuro
4-5 cucharadas de aceto balsámico

200 g de lechuga iceberg
4-6 amaretti (bizcochos de almendra molida) desmigajados

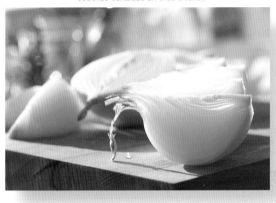

Procedimiento rápido, con pocas lágrimas: cebollas cortadas en tiras anchas

Pele las cebollas, pártalas por la mitad y córtelas en tiras anchas.

Dore ligeramente las tiras de cebolla en aceite caliente por la parte por donde las ha cortado. Salpimiéntelas.
Añada el jarabe de saúco y el aceto balsámico, y mezcle bien.

Limpie la lechuga y córtela en juliana. Disponga la cebolla, tibia o fría, junto a la lechuga, esparza por encima los trozos de amaretti y sirva inmediatamente.

El aceto balsámico y el jarabe de saúco toman color al hacerse en la sartén

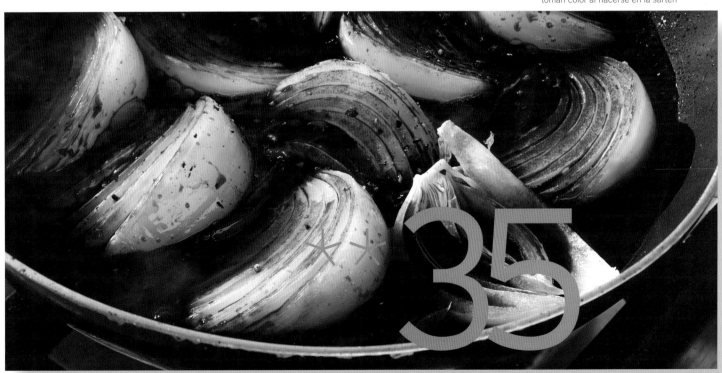

35

Judías tibias a la mostaza
con broquetas de carne

200 g de habas panosas frescas
Sal
200 g de judías verdes redondas
150 g de judías verdes de Kenia
1 cucharada de rábano rusticano fresco rallado
½ ramita de canela
200 ml de vinagre de vino blanco
70 g de azúcar
1 cucharadita de mostaza en polvo
½ manojo de ajedrea

Marinada:
2 cucharadas de aceite
1 cucharada de zumo de lima
1 cucharadita de mostaza en polvo
Sal
Pimienta

160 g de solomillo de ternera frito pero poco hecho por dentro, cortado en rodajas finas
4 broquetas de madera

un manojito de hojas de oruga

Aceite de oliva para servir

Cueza las habas en agua hirviendo con sal durante 3 minutos; enfríelas rápidamente y retire la piel más dura.
Limpie las judías verdes de Kenia y déjelas enteras; corte en tiras transversales las judías verdes redondas.
Cuézalas durante 3 minutos en agua hirviendo con sal y cuélelas.

Haga hervir el rábano, la ramita de canela, el vinagre, el azúcar, la mostaza en polvo y la ajedrea.
Añada las habas al fondo de vinagre y déjelas enfriar hasta que queden tibias. Remuévalas de vez en cuando.

Mezcle el aceite, el zumo de lima, la mostaza en polvo, la sal y la pimienta. Agregue las rodajas de carne y deje marinar durante 10 minutos. Ensártelas en las broquetas.

Limpie las hojas de oruga, déjelas escurrir y córtelas en tiras. Retire las judías de la marinada y mézclela con las habas. Dispóngalas sobre una fuente, cúbralas con las tiras de hoja de oruga y, encima, disponga las broquetas. Aliñe con el resto de la marinada de carne y con un poco del fondo de las habas. Acompañe con aceite de oliva, que debe servir por separado.

Consejo: En lugar de mostaza en polvo, también puede utilizar semillas de mostaza molidas.

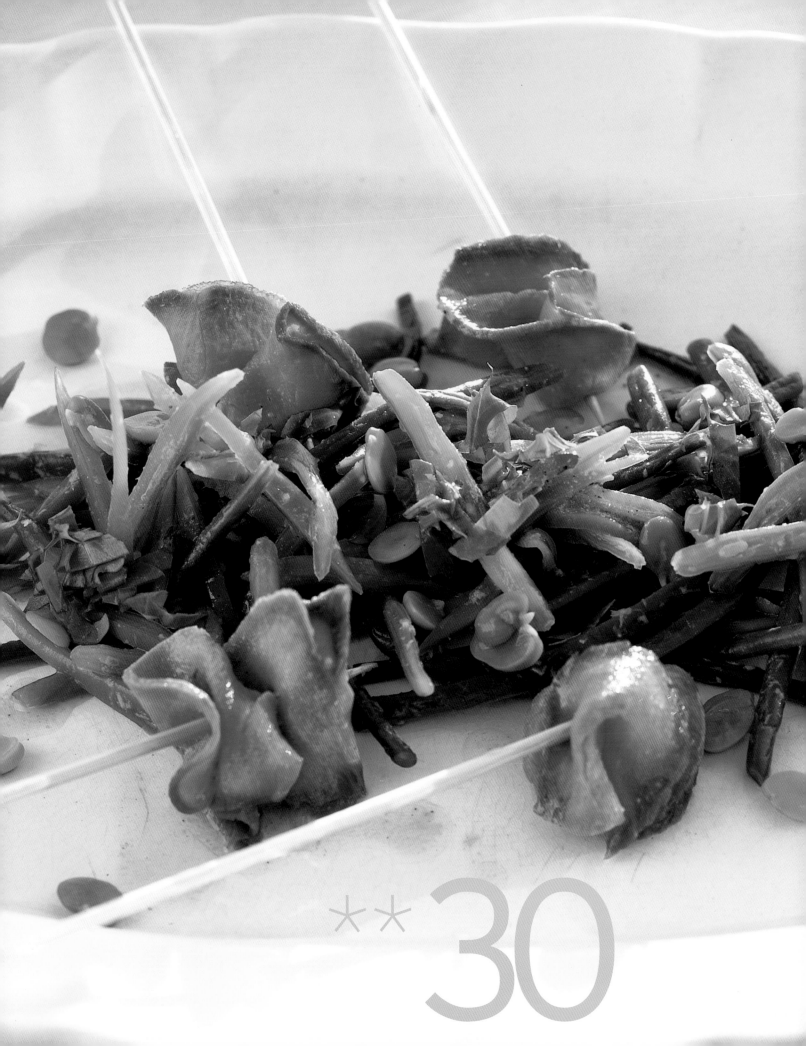

**30

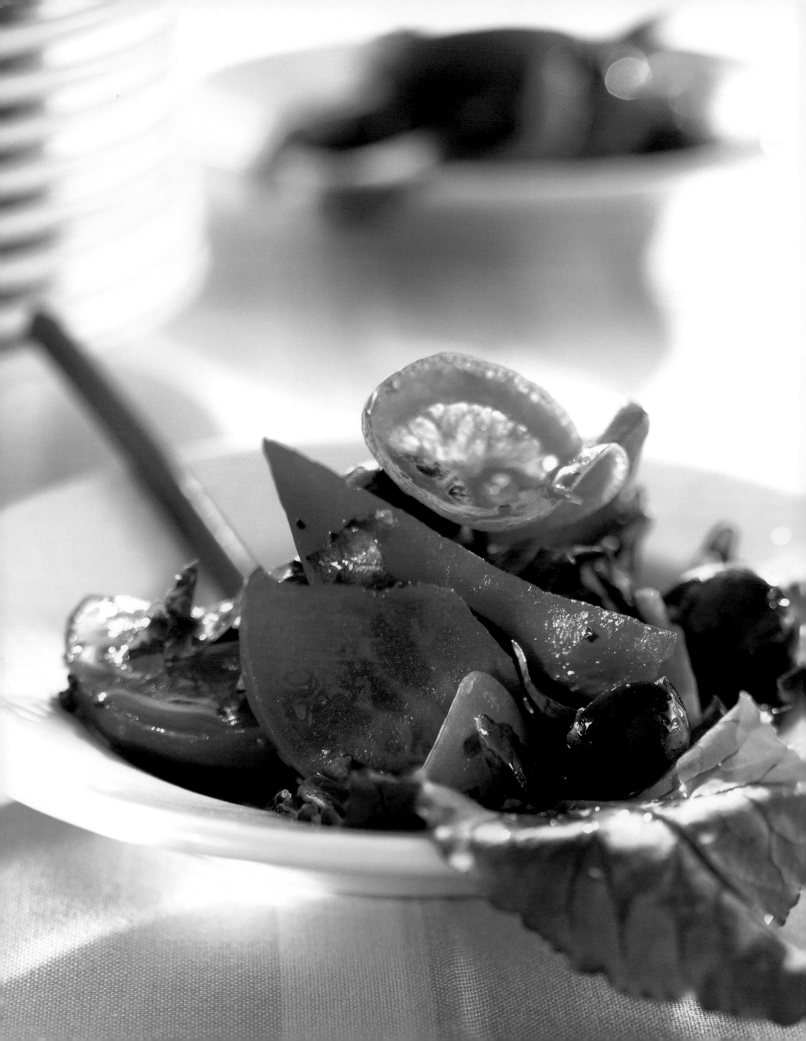

Ensalada de remolacha roja con hojas

350-400 g de remolacha roja tierna con hojas
2 cucharadas de aceite neutro
Sal
40-50 minutos para hornear

5 dientes de ajo pelados
1 limón no tratado pequeño
60 g de aceitunas negras
30 minutos en marinada

Aliño para la ensalada:
50 ml de vinagre de vino
50 ml de aceite de oliva aromatizado
Sal
Pimienta recién molida

Corte las hojas de la remolacha y resérvelas. Cepille la remolacha y sumérjala en una mezcla de aceite y sal. Dispóngala sobre una bandeja de horno (si se quiere se puede utilizar papel para hornear) y ásela a 200 grados entre 40 y 50 minutos. Déjela enfriar brevemente hasta que pueda asirla con los dedos.
Pélela y córtela en trozos grandes. Deje que éstos se enfríen.

Lave las hojas y retíreles el tallo. A continuación, píquelas en juliana. Corte el ajo en láminas finas y el limón, en rodajas muy finas en la máquina cortafiambres. Deshuese las aceitunas.

Para elaborar el aliño de la ensalada, mezcle bien el vinagre y el aceite aromatizado. Rectifique de sal y pimienta. Añada los trozos de remolacha, el ajo, las rodajas finas de limón y las aceitunas negras, y deje marinar durante 30 minutos.

Para servir, mezcle la ensalada con las tiras de hoja de remolacha.

Consejo: Puesto que la remolacha tiñe la piel, es recomendable utilizar guantes de goma al preparar esta receta.

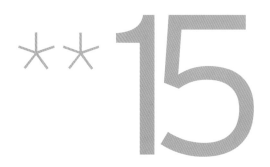

Ñoquis y alquequenjes

160 g de radicchio rojo de Treviso
150 g de ñoquis frescos
2 cucharadas de aceite de oliva
80 g de alquequenjes

100 g de mayonesa para ensalada
100 g de yogur entero
2 cucharadas de perejil de hoja plana picado
Sal
Pimienta
1 cucharadita colmada de curry de Madrás

Lave el radicchio, separe las hojas y déjelo escurrir.

Cueza los ñoquis en agua hirviendo con sal hasta que
emerjan a la superficie.
Escúrralos, enfríelos de inmediato y alíñelos con el
aceite. Pele los alquequenjes y pártalos por la mitad.

Mezcle bien la mayonesa y el yogur.
Añada el perejil, la sal, la pimienta y el curry, y remueva
bien la mezcla, que debe quedar ligeramente picante.
Añada los alquequenjes y los ñoquis, y distribúyalos
sobre el radicchio.

Consejo: También puede emplear achicoria o lechuga
iceberg. Si las hojas son pequeñas la ensalada se puede
tomar con los dedos.

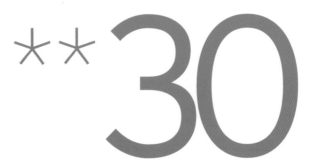

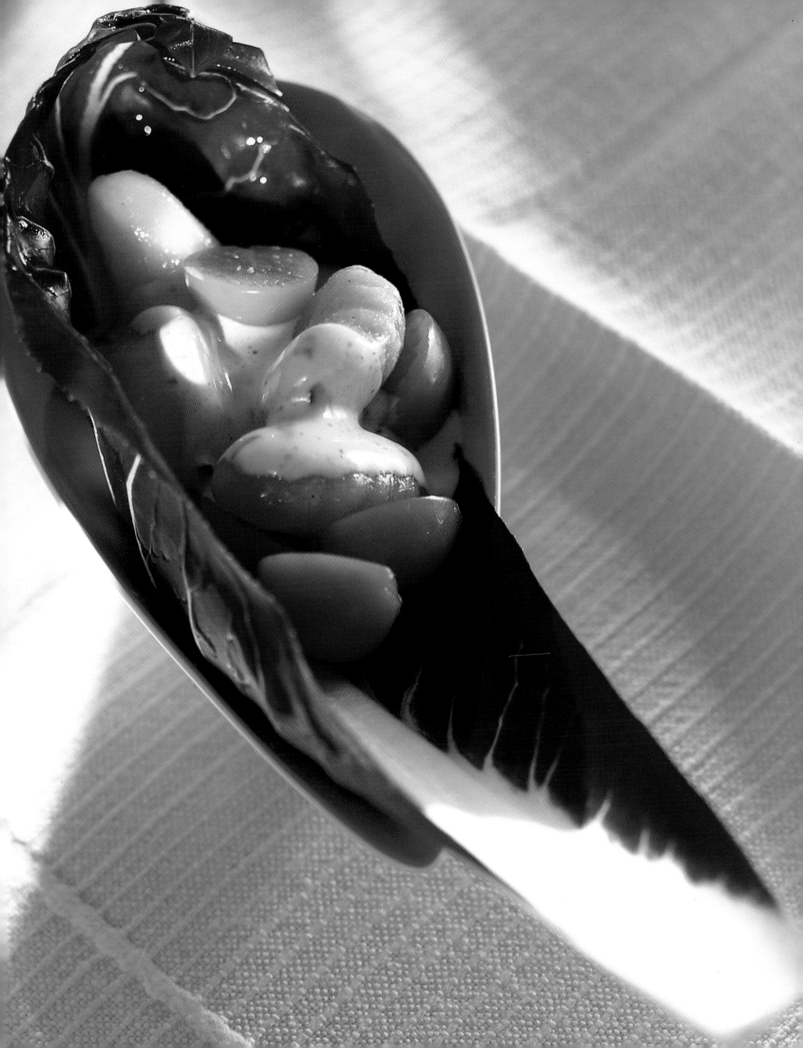

Aceite

Aceite aromatizado con hierbas secas

Para ensaladas, crudités, pasta, pizza,
marinadas para carne y pescado fritos o
asados a la parrilla.

2 ramas de tomillo
2 ramas de romero
2 ramas de lavanda
500 ml de aceite de oliva

Introduzca las hierbas en un frasco de cuello
ancho y cúbralas con el aceite de oliva.
Se conserva entre 2 y 3 semanas. Cuélelo
antes de utilizarlo.

Nota:
Como complemento puede utilizar ajedrea o
ajedrea silvestre.

Aceite de chiles y habaneros

Ideal para aliñar ensaladas, pizzas y sopas
picantes, macedonias picantes, cocidos y purés
de verdura.

2 chiles
1 chile habanero
500 ml de aceite de oliva

Maje los chiles en el mortero y corte los
habaneros por la mitad. Introduzca ambos
ingredientes en un recipiente con el cuello
ancho y cúbralos con el aceite.

Se conserva unas 3 semanas, si se almacena
en un lugar fresco y seco.

Nota:En lugar de especias frescas puede
utilizar las variedades secas. Si no dispone de
chiles habaneros, utilice un total de 4 chiles.
Aliñe los platos con poca cantidad de aceite
porque resulta muy picante.

Nota:En lugar de especias frescas puede utilizar
las variedades secas.
Si no dispone de chiles habaneros,
utilice un total de 4 chiles.
Aliñe los platos con poca cantidad de aceite
porque resulta muy picante.

Aceite con especias

Para ensaladas de intenso sabor, platos exóticos,
carnes fritas o asadas a la parrilla,
pescados al horno, verduras y entrantes.

1 cucharada de semillas de cilantro
1 cucharadita de granos de mostaza
3-4 cápsulas de cardamomo
2-3 hojas de laurel
1 rama de canela
500 ml de aceite de oliva

En una sartén, tueste ligeramente las semillas de
cilantro, los granos de pimienta, el cardamomo,
el laurel y la canela. De esta manera desarrollan
su sabor. Introduzca todos los ingredientes en un
recipiente y cúbralos con el aceite de oliva.
Almacene en un lugar fresco y seco.
Cuele el aceite antes de consumirlo.

Nota:
Las especias pueden emplearse también sin
tostar. El comino y las semillas de mostaza son
un complemento ideal.

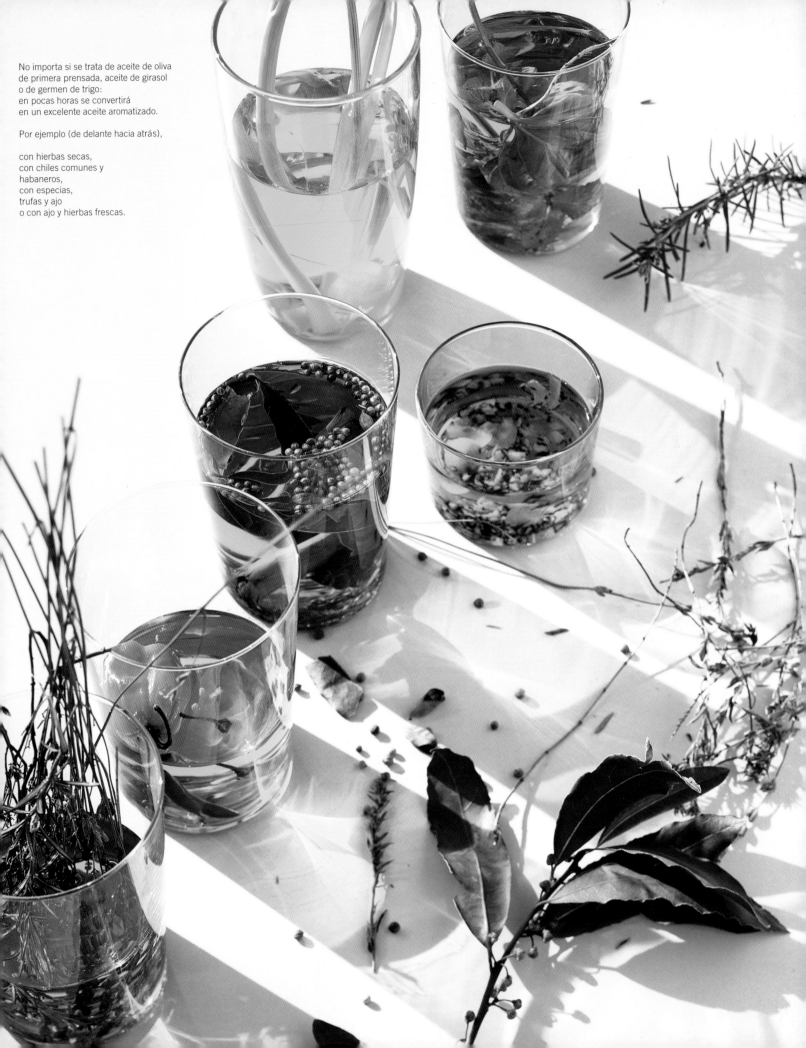

No importa si se trata de aceite de oliva
de primera prensada, aceite de girasol
o de germen de trigo:
en pocas horas se convertirá
en un excelente aceite aromatizado.

Por ejemplo (de delante hacia atrás),

con hierbas secas,
con chiles comunes y
habaneros,
con especias,
trufas y ajo
o con ajo y hierbas frescas.

Aceite de trufas con ajo

Para aliñar ensaladas, pasta, carpaccios de
carne y de pescado, sopas suaves y platos
delicados de patata.

6 g de pieles o recortes de trufa limpios
1 diente de ajo fresco pelado
250 ml de aceite de oliva

Pique las pieles o recortes de trufa
junto con el ajo y cúbralos con el aceite de oliva.
Se conserva unas 3 semanas.

Nota:
Si añade cebolla, puerro y apio,
el aceite de trufas ganará en aroma.

Aceite de ajo

Combina perfectamente con sopas calientes picantes,
ensaladas de lechuga y hortalizas, carnes,
pescados y pasta. También con cocidos y salsas de
queso fresco y quark.

1-2 ajos tiernos limpios
3 dientes de ajo pelados
500 ml de aceite de oliva

Corte los ajos tiernos y parta los dientes de ajo
por la mitad. Introduzca ambos en un recipiente y
cúbralos con aceite de oliva.
Almacenado en un lugar fresco y oscuro, este aceite
se conserva unas 3 semanas.

Nota:
Los dientes de ajo pueden volver a utilizarse picados
o majados.
Si no puede conseguir ajos tiernos, puede utilizar
también ajos de oso, flores de ajo asiáticas
o cebollino.
Si elabora el aceite sólo con ajo corriente, aumente
la cantidad a 5 o 6 dientes.

Aceite aromatizado a las finas hierbas frescas

Para aliñar ensaladas con carnes blancas
y pescado, ensaladas de pasta y de hortalizas
cocidas. Para ensaladas de lechuga y crudités,
así como para salsas de queso fresco y quark.

1 rama de albahaca
1 rama de menta
1 rama de orégano
500 ml de aceite de oliva

Limpie las hierbas y séquelas bien con papel
de cocina. Introdúzcalas en un recipiente y cúbralas
con el aceite de oliva.
Se conserva unas 3 semanas.

Nota:
Si lo desea, puede acompañar estas hierbas
con ajos tiernos y granos de pimienta.
Asimismo, resultan complementos ideales
el estragón, el hisopo, la salvia, la mejorana,
la lavanda y las hojas de oruga.

No se pueden pasar por alto los aceites y vinagres
ya aromatizados.

Las ventajas que ofrecen:
menos trabajo y un tiempo de conservación
comparativamente mayor, eso sí, protegidos de la luz
solar directa y de la humedad.
En el caso de los aceites es especialmente
recomendable respetar la fecha de caducidad,
pues enseguida se ponen rancios.

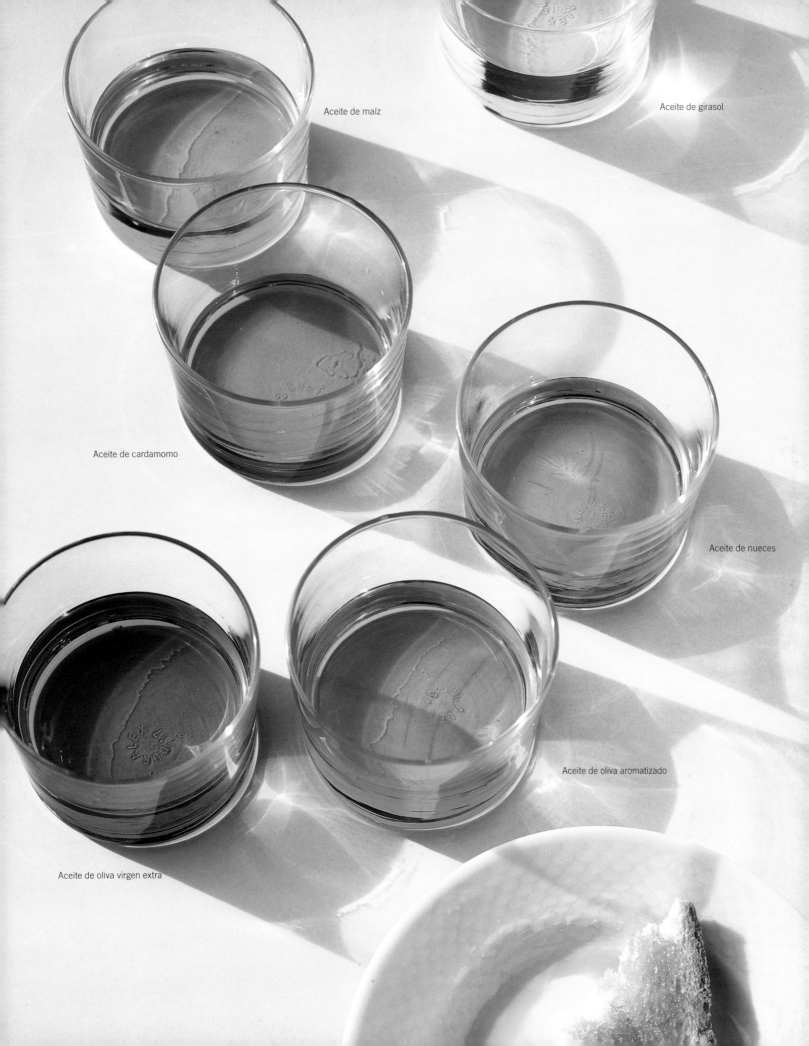

Aceite de maíz

Aceite de girasol

Aceite de cardamomo

Aceite de nueces

Aceite de oliva virgen extra

Aceite de oliva aromatizado

Salmón ahumado sobre espárragos

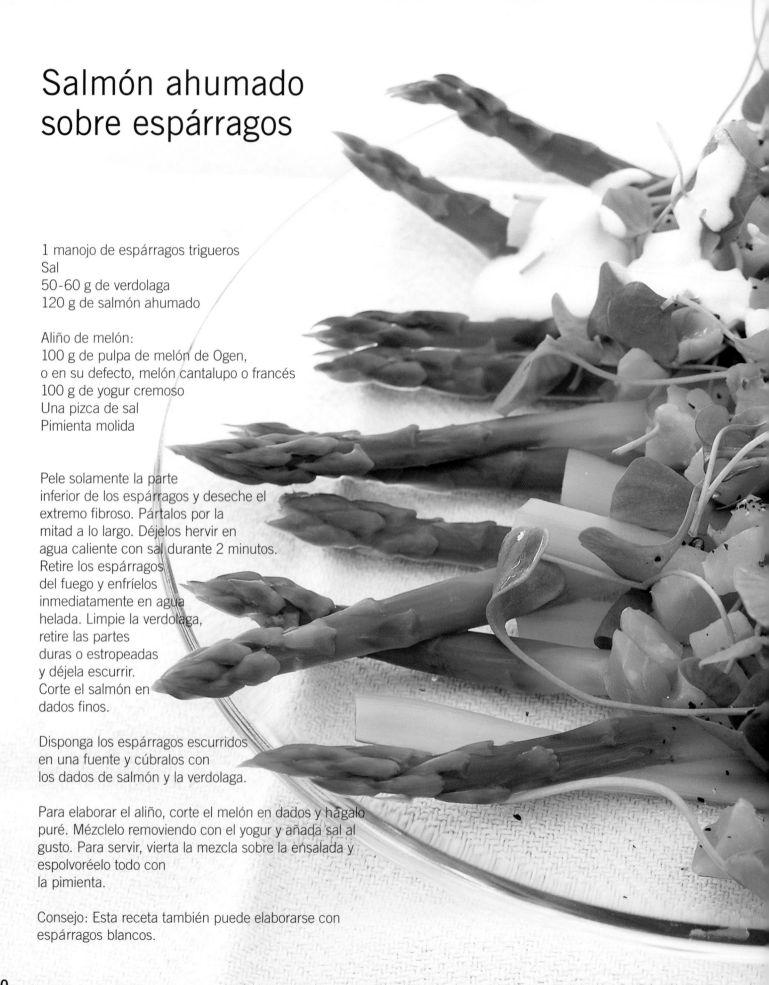

1 manojo de espárragos trigueros
Sal
50-60 g de verdolaga
120 g de salmón ahumado

Aliño de melón:
100 g de pulpa de melón de Ogen,
o en su defecto, melón cantalupo o francés
100 g de yogur cremoso
Una pizca de sal
Pimienta molida

Pele solamente la parte
inferior de los espárragos y deseche el
extremo fibroso. Pártalos por la
mitad a lo largo. Déjelos hervir en
agua caliente con sal durante 2 minutos.
Retire los espárragos
del fuego y enfríelos
inmediatamente en agua
helada. Limpie la verdolaga,
retire las partes
duras o estropeadas
y déjela escurrir.
Corte el salmón en
dados finos.

Disponga los espárragos escurridos
en una fuente y cúbralos con
los dados de salmón y la verdolaga.

Para elaborar el aliño, corte el melón en dados y hágalo
puré. Mézclelo removiendo con el yogur y añada sal al
gusto. Para servir, vierta la mezcla sobre la ensalada y
espolvoréelo todo con
la pimienta.

Consejo: Esta receta también puede elaborarse con
espárragos blancos.

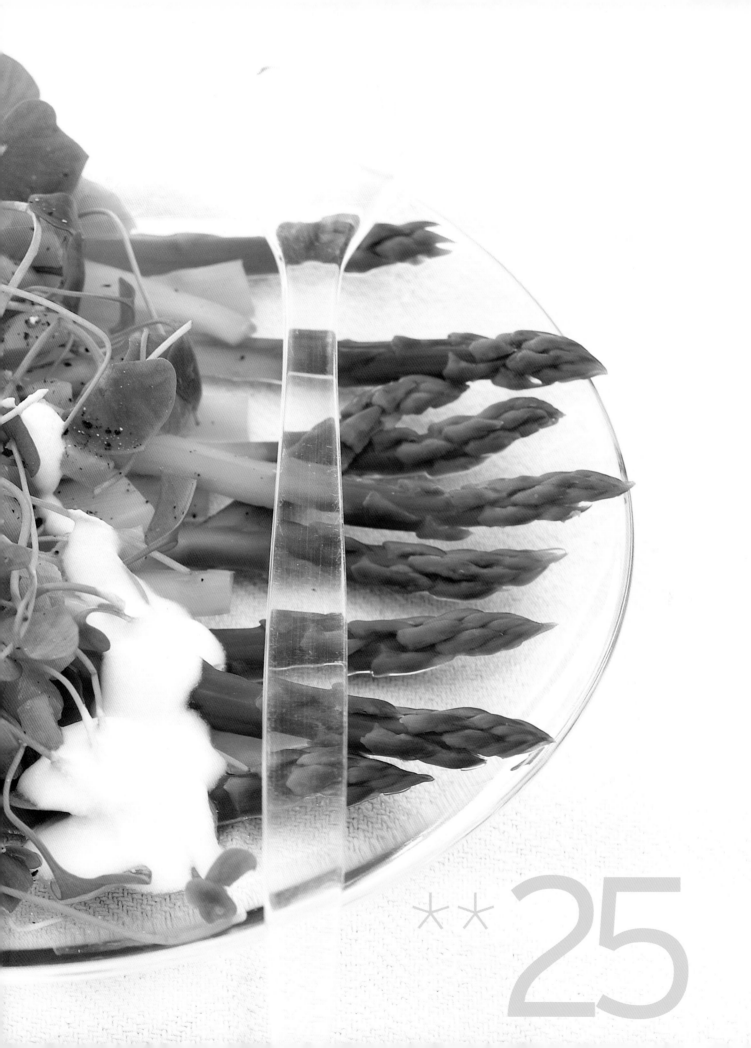

25

Ajos chalotes en aceite con lechuga de hoja de roble

300 g de ajos chalotes

½ l de vinagre de vino
½ cucharadita de sal
½ cucharada de granos de pimienta
5 clavos
1 diente de ajo picado
½ ramita de canela
2 hojas de laurel

100 ml de aceite de oliva
12 horas en marinada

100-150 g de lechuga de hoja de roble

Sumerja los ajos chalotes en agua hirviendo, cuélelos
y enfríelos de inmediato bajo el grifo; a continuación pélelos.

Lleve a ebullición el vinagre con ¼ l de agua y las especias,
añada los ajos chalotes y deje cocer unos 5 minutos.
Retire los ajos chalotes del fuego y dispóngalos en una fuente.
A continuación, cúbralos con el aceite de oliva y déjelos
marinar toda la noche. Reserve el fondo de vinagre.

Limpie la lechuga y centrifúguela para secarla.
Retire los ajos chalotes del aceite.
Déjelos escurrir y trocéelos.
Rocíe las hojas de lechuga con un poco del aceite
de la marinada y del fondo de vinagre,
y sírvalas con los ajos chalotes.

Reserve el resto del fondo de vinagre para preparar
jaleas, gelatinas, aliños de ensalada y marinadas.

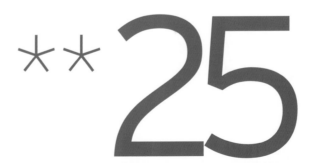

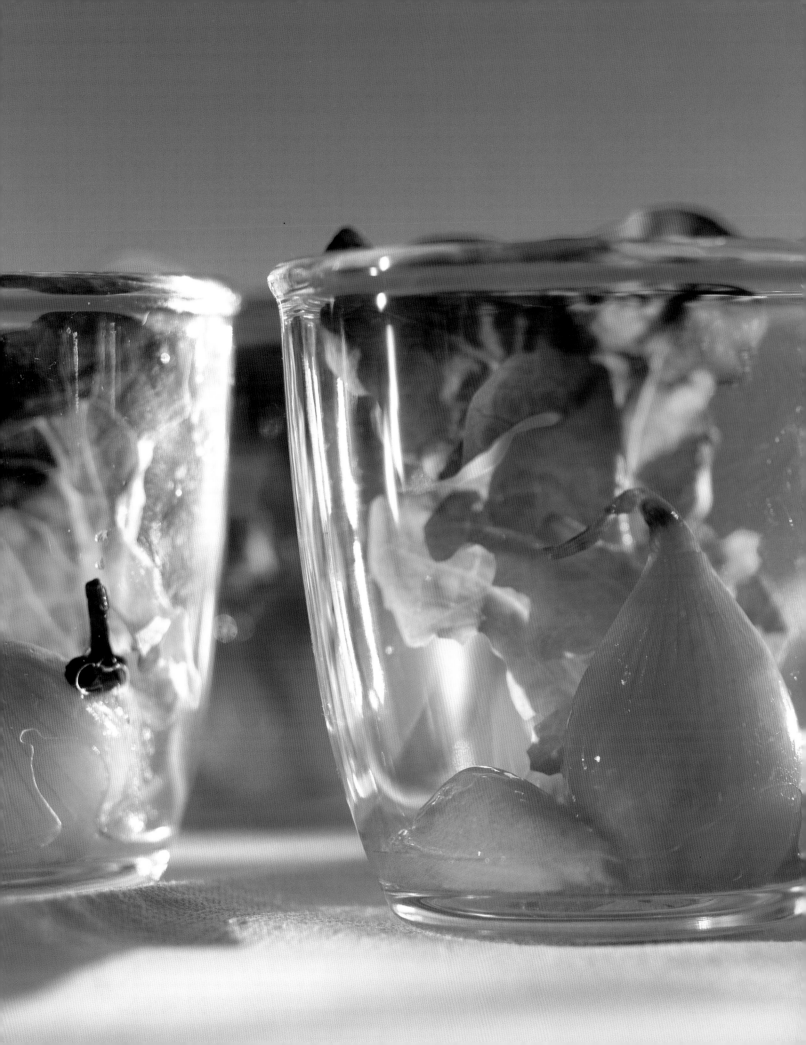

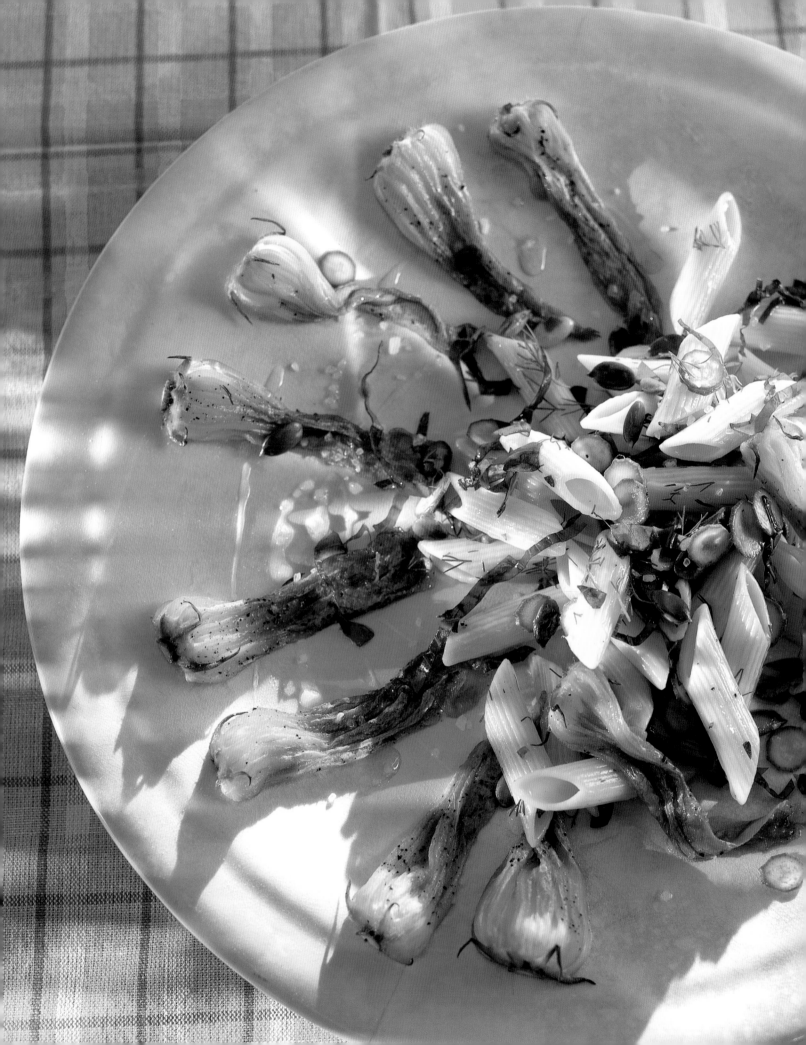

Flores de calabacín
con macarrones

El esplendor es efímero:
consuma las flores de calabacín cuanto antes

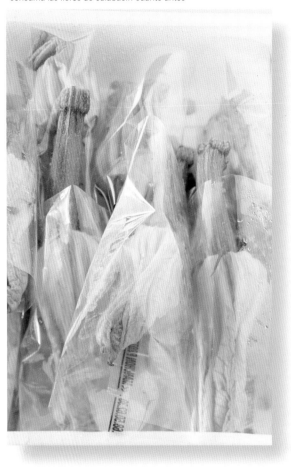

220 g de macarrones
Sal

4-6 flores de calabacín
2-3 cucharadas de aceite de oliva

Aliño para la ensalada:
tomillo picado
orégano picado
albahaca picada
eneldo picado
(una cucharada de cada)

50 ml de aceite
3 cucharadas de vinagre de vino blanco

3 cucharadas de semillas de calabaza tostadas
30 minutos en marinada

No importa que utilice
macarrones, pajaritas o espirales:
lo fundamental es
que lleguen al dente al escurridor

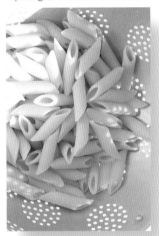

Hierva los macarrones al dente en agua salada.
Una vez cocidos, enfríelos bajo el grifo inmediatamente.

Separe las flores del calabacín y corte los calabacines
en láminas finas. Parta las flores por la mitad
a lo largo y fríalas brevemente en la sartén junto con las
láminas de calabacín en aceite de oliva caliente.
Añada después los macarrones y saltéelos.

Mezcle todos los ingredientes para la salsa y déjelos
marinar con la mezcla de calabacín y macarrones
durante 30 minutos. Decore el plato con las flores de
calabacín y reparta encima las semillas de calabaza.

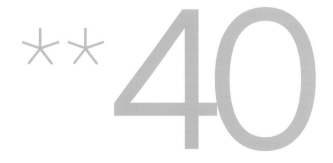

** 40

Ensalada de setas fritas

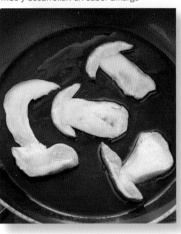

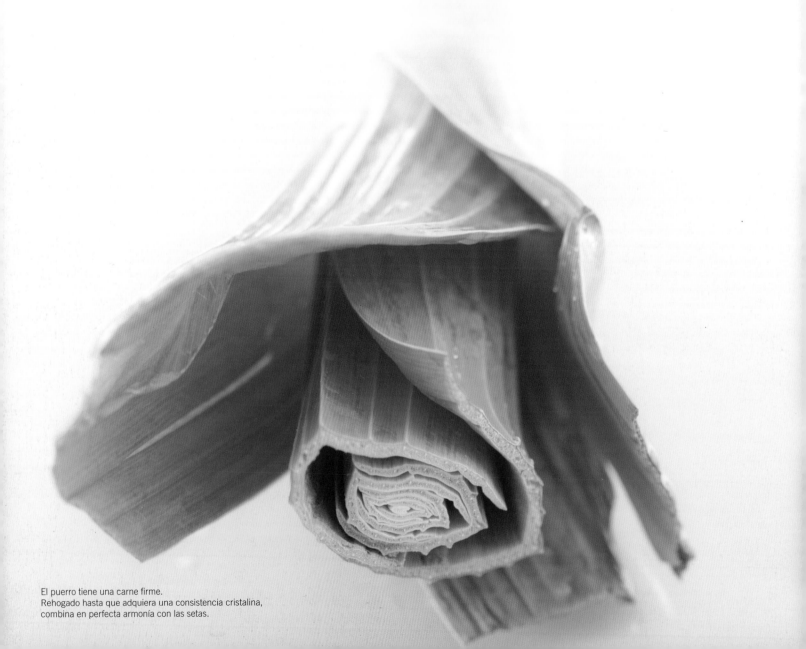

El puerro tiene una carne firme.
Rehogado hasta que adquiera una consistencia cristalina,
combina en perfecta armonía con las setas.

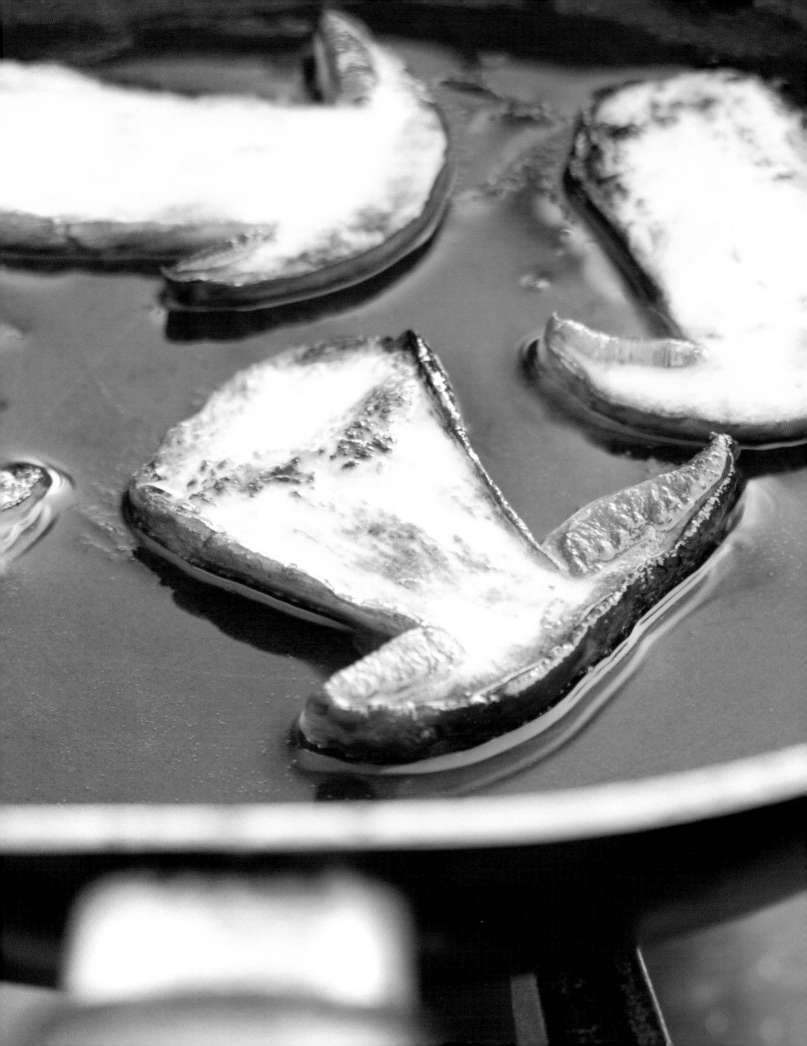

Ensalada de setas fritas

8 setas medianas de consistencia firme
4 cucharadas de aceite de oliva para freír
Sal
Pimienta

1 diente de ajo pelado

40 g de puerro tierno
2-3 cucharadas de vino blanco

4 ramitas de orégano
1 ramita de tomillo
Aceite de oliva para freír

2 cucharadas de aceite de ajo para aliñar

Limpie las setas, escúrralas hasta que se sequen
y córtelas en láminas. En una sartén, fríalas por ambos
lados hasta dorarlas. Salpimiéntelas y déjelas enfriar.

Frote una fuente con medio diente de ajo y disponga
encima las setas.

Limpie el puerro y córtelo en aros finos.
Rehóguelo en la sartén y, a continuación, añada el vino
blanco. Sirva los aros de puerro sobre las setas.

Fría las hierbas a fuego medio en poco aceite de oliva
y distribúyalas sobre la ensalada.
Por último, alíñela con el aceite de ajo.

Consejo: Puede elaborar esta receta con todo tipo
de setas: champiñones, setas de ostra o cualquier otro
hongo grande de temporada.
Si el puerro no es tierno se debe utilizar sólo la parte
blanca.

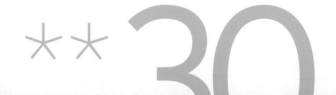

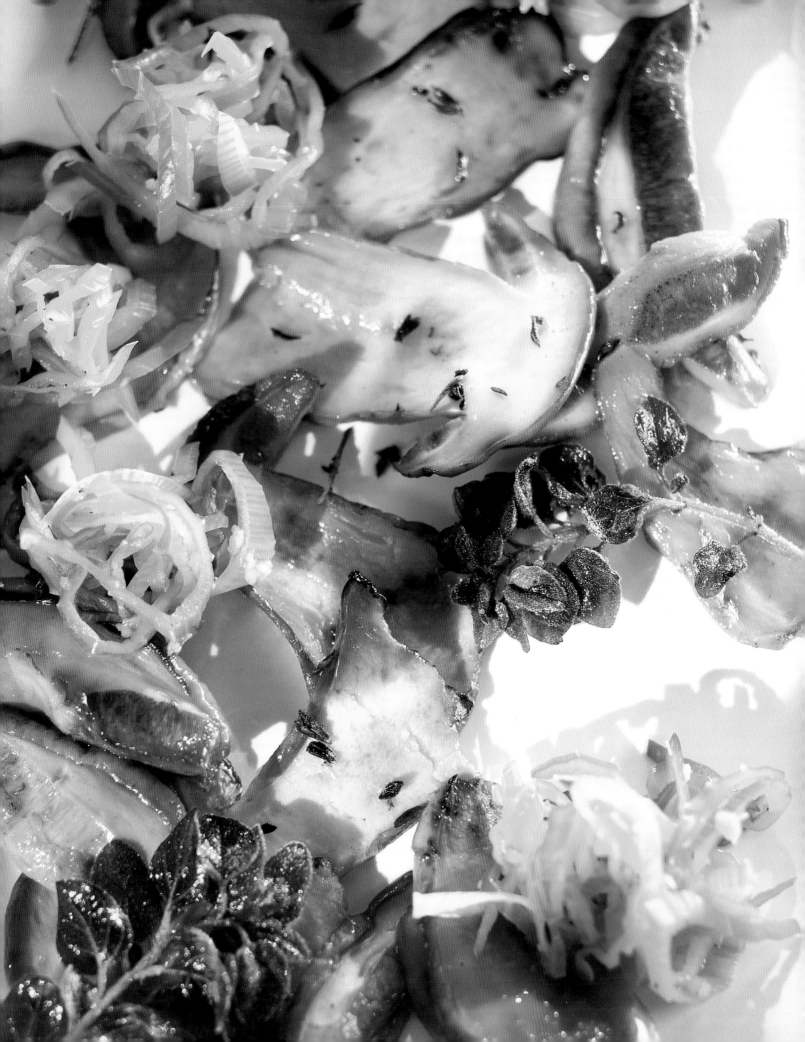

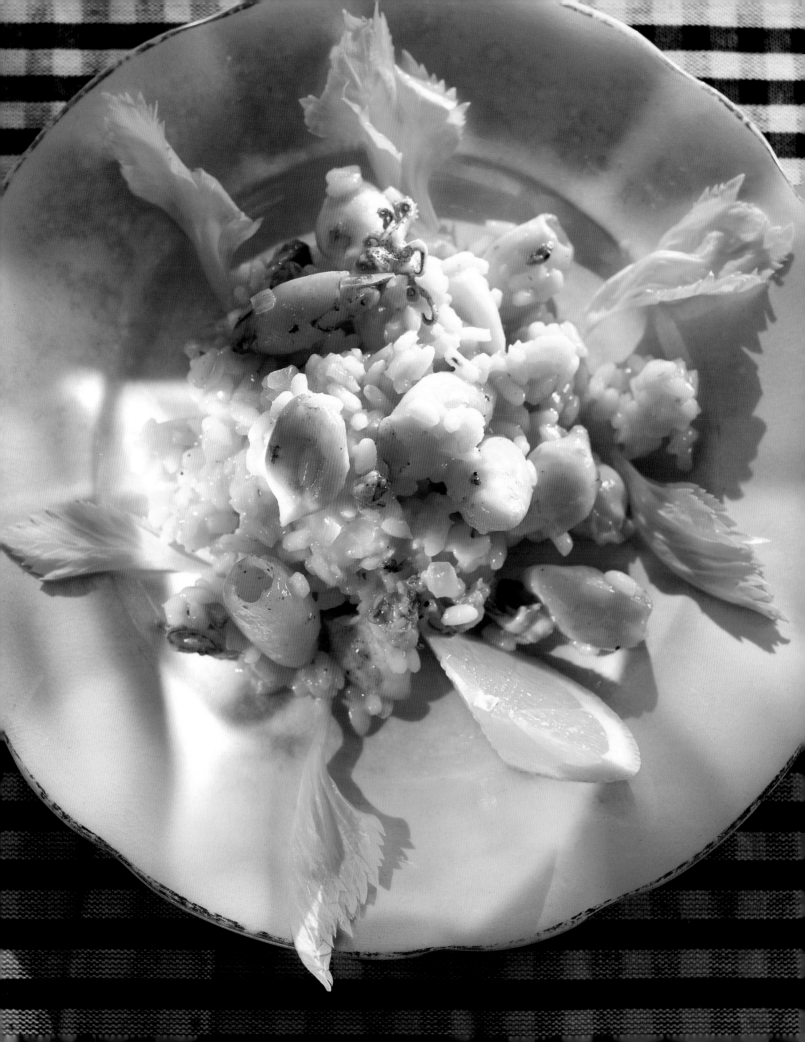

Ensalada de arroz con calamarcitos

2 cucharadas de aceite
200 g de arroz especial para risotto
1 cebolla cortada en
dados pequeños
1 diente de ajo picado
225 ml de caldo vegetal
175 ml de vino blanco

300 g de calamarcitos limpios
Sal
40 ml de aceite de oliva
Pimienta
2 cucharadas de zumo del limón

20 g de hojas de apio
Trozos de limón para decorar

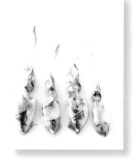

Caliente el aceite. Rehogue el arroz, la cebolla y el ajo. Añada gradualmente el caldo vegetal y el vino. Cuando comience a evaporarse el líquido, remueva el arroz a menudo. Transcurridos 15 minutos, retire la cacerola del fuego.
El arroz debe quedar al dente y presentar una textura cremosa. Si el líquido se ha absorbido demasiado, añada algo más de caldo.
Déjelo enfriar tapado.
Espolvoree los calamarcitos con sal y hágalos a fuego lento en una sartén, tapados, durante aproximadamente 2 minutos.
Retire la tapa y deje rehogar hasta que se haya absorbido casi todo el líquido.
Suba el fuego. Añada el aceite de oliva y dore los calamarcitos brevemente. Sazone el guiso con sal, pimienta y el zumo de limón. Déjelo enfriar.
Mezcle el arroz cremoso con los calamares sofritos. Sirva raciones separadas, decoradas con hojas de apio y trozos de limón.

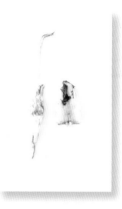

Consejo: Los calamarcitos se suelen comercializan listos para cocinar.
Si no, puede limpiar las vísceras tal y como se indica.

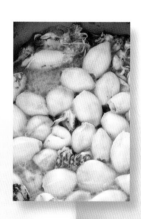

Separe con cuidado la cabeza del cuerpo haciéndola girar. Presione ligeramente el cuerpo para que los calamarcitos suelten la tinta. Límpielos y siga los pasos indicados en la receta.

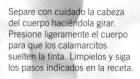

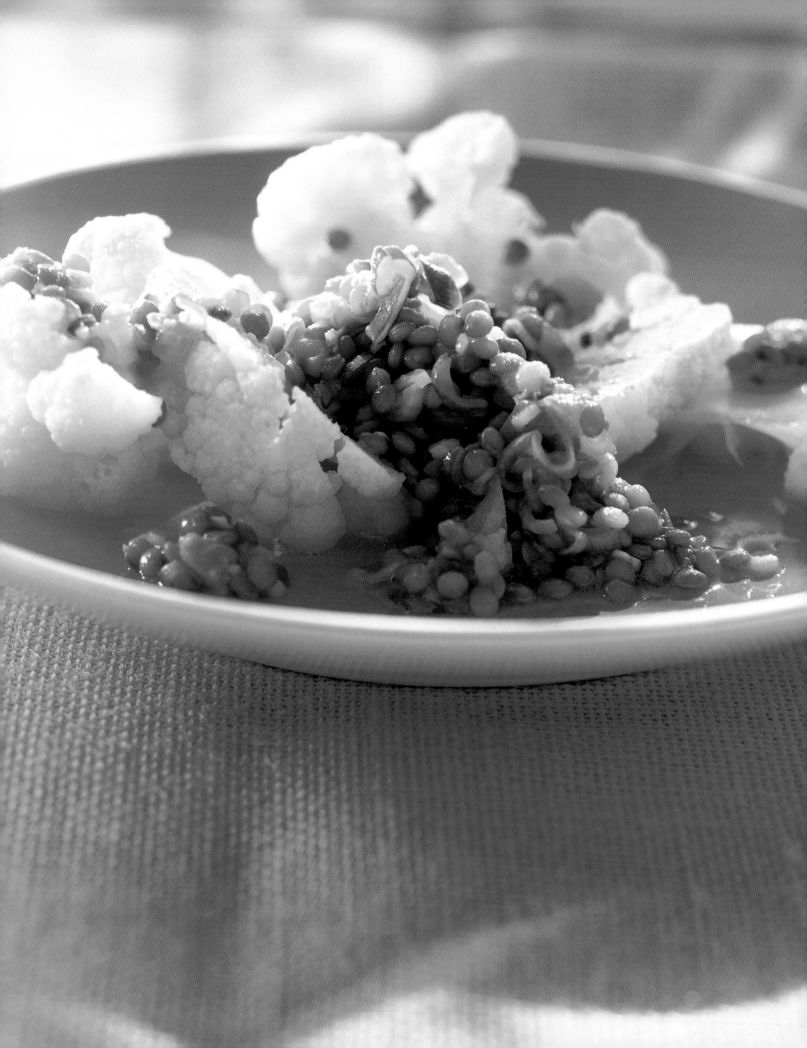

Coliflor tibia con ensalada de lentejas

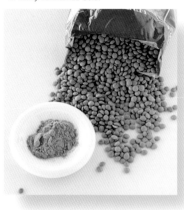

La cúrcuma es lo que proporciona al curry su intenso color

80 g de lentejas
Sal

Aliño para la ensalada:
2 cucharaditas de cúrcuma
3 cucharadas de zumo de lima
2 dientes de ajo picados
50 ml de aceite de oliva
30 g de ajos tiernos cortados finos
80 g de tomates

350 g de coliflor
1 limón
2 cucharadas de vinagre de vino tinto
1 cucharada de aceite

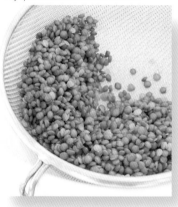

Las lentejas cocidas son muy delicadas: hay que colarlas con sumo cuidado

Cueza las lentejas en agua salada hirviendo durante
10-15 minutos. Cuélelas y enfríelas inmediatamente bajo
el grifo. Déjelas escurrir bien.
Mezcle revolviendo la cúrcuma, el zumo de limón, el ajo,
el aceite de oliva y los ajos tiernos.
Parta los tomates por la mitad en horizontal,
despepítelos y córtelos en dados pequeños;
añádalos a la salsa que ha elaborado junto con las
lentejas.
Rectifique de sal.

Cueza al dente la coliflor con el limón cortado y la sal
de 8 a 10 minutos. Retire los ingredientes del fuego y
déjelos escurrir. Separe la coliflor en floretes y córtelos
en rodajas gruesas. Aderécelos con aceite y vinagre.

Presente la coliflor con la ensalada de lentejas y sirva
inmediatamente.

Con la vinagreta de cúrcuma, un ingrediente cotidiano como la coliflor se convierte en una especialidad exótica

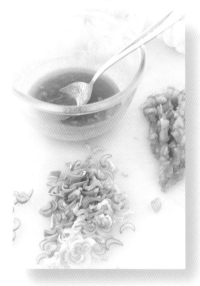

** 45

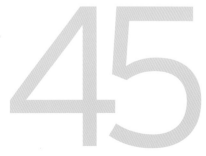

Tomates verdes asados

600 g tomates verdes
Sal
Pimienta

100 g de tomates duros
120 g de tomates maduros
30 g ajos tiernos (alternativa: 2 dientes de ajo)
1 chile habanero pequeño
½ cucharadita de pimentón rojo en polvo
2 cucharadas de aceite de oliva
Sal
¼ cucharadita de comino

Cebolletas cortadas en juliana para decorar

Retire los tallos de los tomates verdes y córtelos en
rodajas de apenas 1 cm de grosor.
A continuación ase las rodajas por ambos lados en una
sartén antiadherente a fuego fuerte hasta
que comiencen a dorarse. Dispóngalas sobre una fuente,
salpimiéntelas y déjelas enfriar.

Corte los tomates duros en dados. Escalde los tomates
maduros con agua hirviendo, enfríelos inmediatamente
y pélelos. Tritúrelos o píquelos muy finos.
Corte los ajos tiernos en aros muy finos.
Despepite los chiles habaneros y córtelos en trozos
pequeños. A continuación, mézclelo todo.
Sazone con pimentón, aceite de oliva, sal y comino.

Sirva las rodajas de tomate doradas sobre las tiras de
cebolleta y disponga encima la mezcla de los demás
tomates.

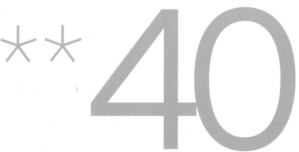

**⁂40

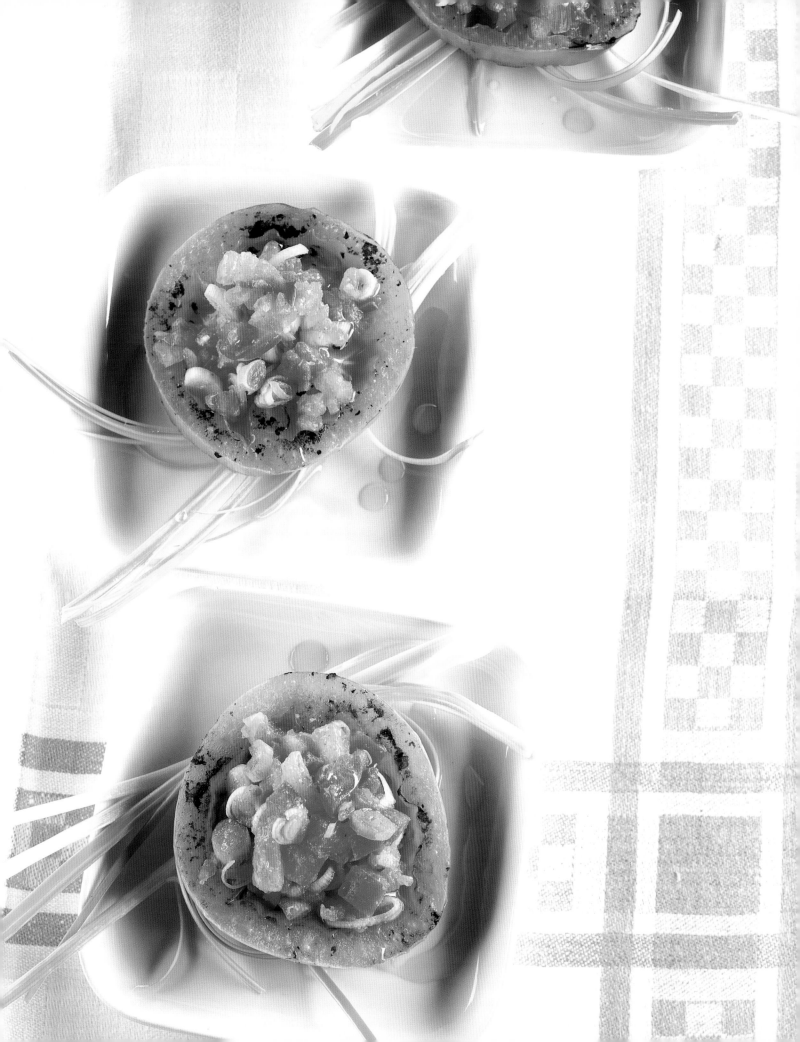

Tomates verdes asados

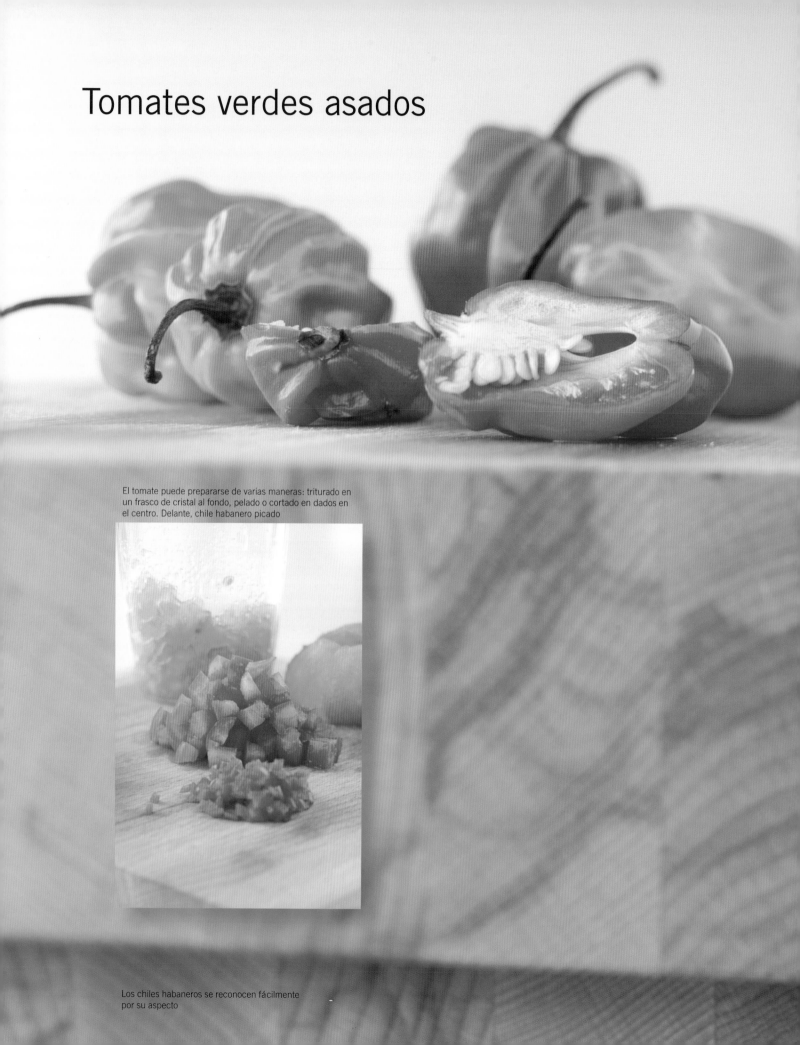

El tomate puede prepararse de varias maneras: triturado en un frasco de cristal al fondo, pelado o cortado en dados en el centro. Delante, chile habanero picado

Los chiles habaneros se reconocen fácilmente por su aspecto

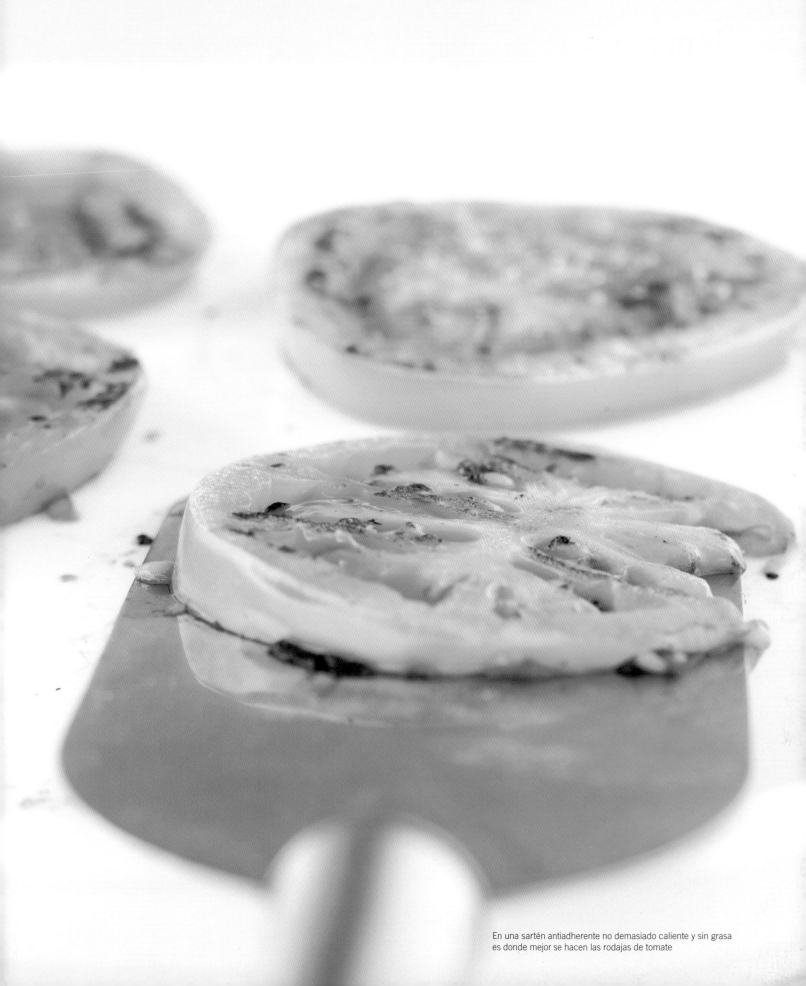

En una sartén antiadherente no demasiado caliente y sin grasa
es donde mejor se hacen las rodajas de tomate

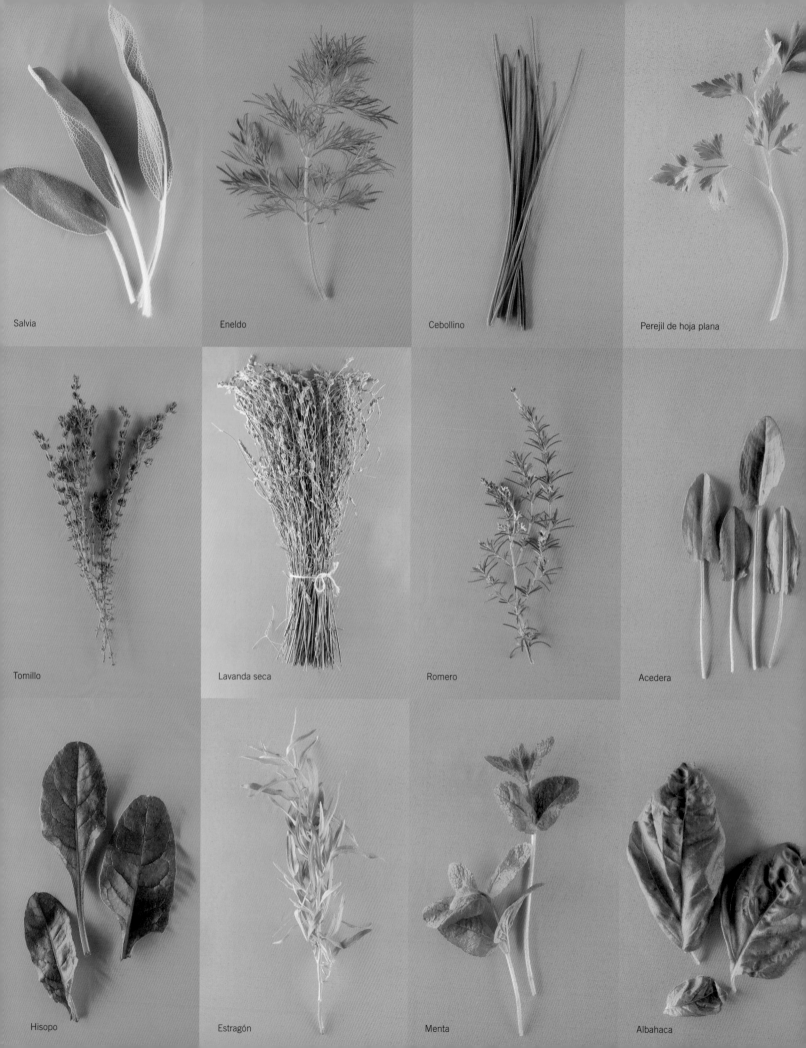

Salvia

Eneldo

Cebollino

Perejil de hoja plana

Tomillo

Lavanda seca

Romero

Acedera

Hisopo

Estragón

Menta

Albahaca

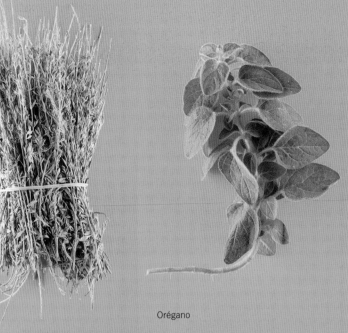

rea seca

Orégano

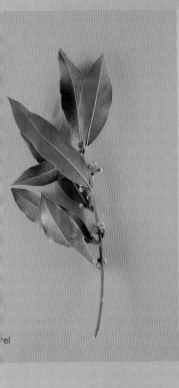

rel

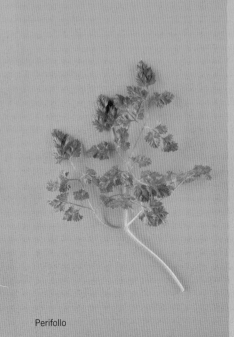

ojo seco

Perifollo

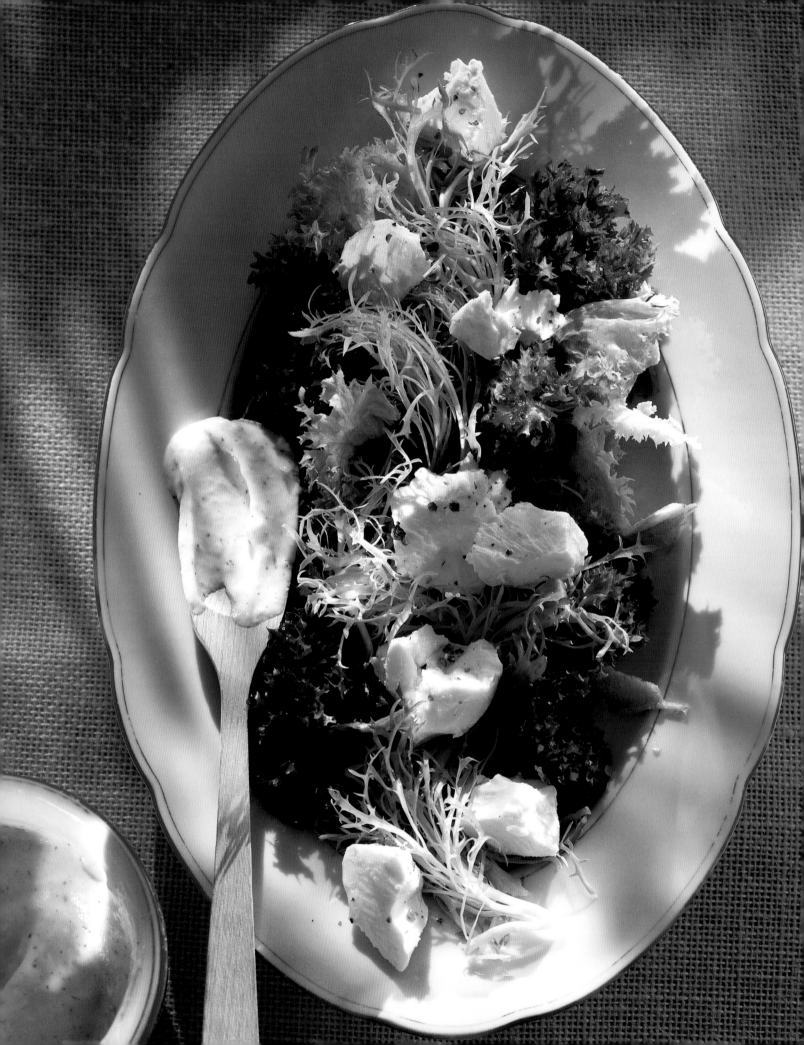

Lechuga con queso ricotta y aliño de patata

Aliño de patata:
80 g de patatas harinosas cocidas con piel
150-200 g de yogur entero
3 ramitas de perifollo
1 diente de ajo pelado
Sal
Una pizca de pimienta de cayena

180-200 g de lechuga (endibias, lollo rojo)
1 cucharada de zumo de limón
1 cucharada de aceite de oliva

125-150 g de queso ricotta para ensalada
1 cucharadita de pimienta verde molida

Pele las patatas. Mézclelas con el yogur, el perifollo
y el ajo hasta obtener un puré. Sazone abundantemente
con sal y pimienta de cayena.

Limpie la lechuga, córtela en trozos grandes
y centrifúguela para secarla. Mézclela bien con el zumo
de limón y el aceite de oliva.

Sirva la lechuga en una fuente, cúbrala con ricotta
y espolvoree con pimienta.
Presente el aliño de patata aparte.

Consejo: Esta ensalada resulta igual de apetitosa si se
elabora sólo con el aliño de patata o con el queso ricotta
(en este último caso debe sazonarse adicionalmente).

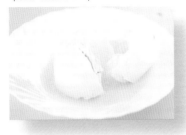

El queso ricotta empleado en ensaladas debe tener una consistencia firme para poder cortarlo sin que se desmorone

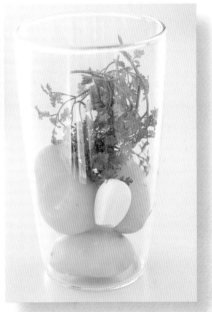

En un instante la batidora lo convierte todo en puré; en este caso, en un aliño de patata

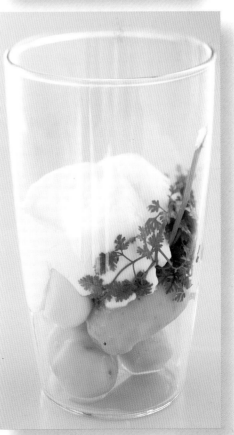

30

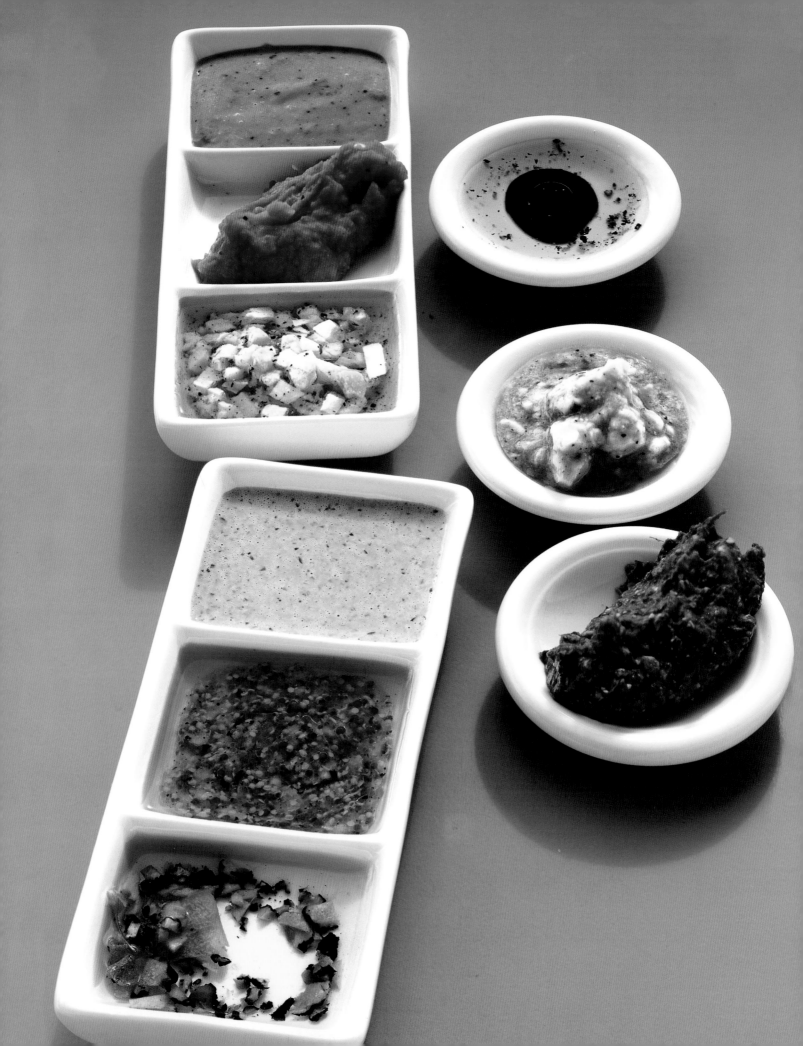

Vinagretas y salsas

Aliño de anchoas

2 yemas de huevo cocido
1-2 dientes de ajo pelados
6 cucharadas de aceite de oliva
2-3 anchoas escurridas
3 cucharadas de vinagre de vino tino
Sal
Pimienta recién molida

Haga puré las yemas, el ajo, el aceite de oliva y las anchoas.
Añada vinagre, sal y pimienta al gusto.

Complementa:
Ensaladas con carnes frías, ensaladas de patatas y de tomate; también entrantes de verdura fríos.

Consejo:
En lugar de aceite de oliva, puede emplear aceite de girasol o aceite de germen de maíz.
En tal caso, el sabor será más neutro.

Vinagreta con huevo

2 huevos cocidos
2 cucharadas de aceite de oliva
3 cucharadas de vinagre de vino blanco (alternativa: vinagre de vino tinto o aromatizado con hierbas)
Sal
Pimienta recién molida
2 cucharadas de cebollino picado fino

Pele los huevos, córtelos en dados con el cortahuevos o píquelos con un cuchillo.

Mezcle bien el aceite, el vinagre, la sal y la pimienta, y rectifique de sabor para darle un gusto intenso.
A continuación, añada el huevo picado y el cebollino, y revuelva todos los ingredientes.

Complementa:
Resulta ideal para dar sabor a ensaladas de lechuga y de patata.

Consejo:
Obtendrá excelentes variedades de esta vinagreta si utiliza alcaparras, ajos chalotes, ajos tiernos, pepinillos, remolacha roja cocida, manzanas ácidas, mostaza o mostaza en polvo, todo tipo de finas hierbas, así como panceta asada o frita bien crujiente.

Crema de tomate

150 g de tomates
20 g de tomates secos
2-3 dientes de ajo pelados
Sal
Pimienta recién molida

Parta los tomates por la mitad en horizontal y despepítelos. Córtelos en trozos grandes.
Elabore un puré con los tomates cortados, los tomates secos y los ajos. Salpimiente al gusto.

Complementa:
Ensaladas de judías, de verduras mediterráneas y de pasta.

Consejo:
Si desea obtener un puré de consistencia más suave, añada aceite de oliva y remuévalo bien.
En lugar de pimienta, también puede emplear pimentón o pimienta de cayena.Para matizar el sabor y variarlo, puede servirse de todo tipo de hierbas mediterráneas, quesos de oveja, quesos frescos y cremosos, aceitunas, ajos chalotes y apio.Si añade setas secas cortadas, no debe despepitar los tomates frescos puesto que las setas absorberán bastante líquido.

Aliño de hierbas

3 cucharadas de mayonesa para ensalada
2-3 cucharadas de yogur entero
3-4 manojos grandes de perejil de hoja plana, de estragón, de perifollo y de acedera
Sal
Pimienta recién molida

Mezcle bien el aliño para ensalada y el yogur.
Limpie las hierbas, añádalas a la mezcla y elabore un puré con todos los ingredientes. Salpimiente al gusto.

Complementa:
Ensaladas con pescado, crustáceos, verduras cocidas, pescados blancos y ensaladas de pasta.

Consejo:
El aliño tendrá un sabor más suave si antes
de hacer puré las hierbas las blanquea
brevemente, es decir, las sumerge en agua
hirviendo y las enfría de
inmediato bajo el grifo.Cuanto mayor sea
la cantidad de hierbas, tanto más intensos
serán el color y el sabor. Puede complementar
las hierbas con berros y espinacas
blanqueadas y escurridas.
En lugar de yogur, puede emplear nata fresca.

Vinagreta de mostaza

2 cucharadas de vinagre a las hierbas
½ cucharadita de sal
1-1 ½ cucharadita de mostaza gruesa
1 diente de ajo majado
7-8 cucharadas de aceite de oliva
Pimienta recién molida

Disuelva la sal en el vinagre.
Añada a continuación la mostaza y el ajo,
y vierta el aceite de oliva poco a poco hasta
que la mezcla adquiera una consistencia cremosa.
Sazone con pimienta al gusto.

Complementa:
Ensaladas de verduras y hortalizas crudas o cocidas,
y también carne.

Consejo:
Es conveniente preparar la vinagreta justo antes de servir porque se corta rápidamente.

Vinagreta de trufa

1 ½ cucharada de vinagre de vino blanco
1 cucharadita de sal
Pimienta recién molida
70-80 ml de aceite de oliva
10-20 g de peladura o recortes de trufa fresca y limpia

Mezcle el vinagre con la sal y la pimienta
hasta que la sal se haya disuelto.
Agregue el aceite de oliva y revuelva.

Pique la peladura o los recortes de trufa
e incorpórelos a la vinagreta.

Complementa:
Ensaladas de lechuga, de patata, de pasta y de huevo.

Consejo:
Utilice trufa macerada como sustituto sólo cuando
no tenga otra opción, pues el aroma de la trufa fresca
es incomparable.

Pesto verde

35-40 g de albahaca limpia
4 dientes de ajo pelados
40 g de piñones tostados
80-100 g de queso parmesano rallado
175 ml aprox. de aceite de oliva

Mezcle todos los ingredientes y hágalos puré;
para ello utilice el robot de cocina, la batidora o el
mortero.

Redondee el sabor con sal y pimienta.

Complementa:
Ensaladas de pasta y ensaladas con verduras cocidas,
pescado blanco y marisco.

Consejo:
Puede sustituir la albahaca por hojas de oruga,
perejil de hoja plana y otras hierbas o finas hierbas.
En lugar de piñones puede emplear nueces, almendras,
semillas de calabaza y girasol, o pistachos.
Los aceites de nuez, semilla de calabaza, pistacho,
cacahuete, cardo y granillas resultan buenos sustitutos
del aceite de oliva.

Vinagreta con roquefort

100 g de queso roquefort
1-2 cucharadas de vinagre de vino blanco
4 cucharadas de aceite de oliva
½ cucharadita de mostaza poco picante
Pimienta recién molida
Sal

Desmenuce el roquefort con la ayuda de un tenedor.
Mezcle el vinagre y el aceite con la mostaza,
el ajo y la pimienta.
A continuación, añada el roquefort y sale al gusto.

Complementa:
Todo tipo de lechugas, ensaladas con carnes rojas,
ensaladas de patata o de pasta.

Consejo:
El vinagre de naranja resulta un buen sustituto
del vinagre de vino blanco. En lugar de
roquefort, puede utilizar gorgonzola, en cuyo
caso obtendrá un sabor algo más suave.

Aliño de aceto balsámico y aceite de oliva

1 cucharada de aceto balsámico
3-4 cucharadas de aceite de oliva
Sal
Pimienta recién molida

Para servir, vierta todos los ingredientes sobre la
ensalada que desee condimentar y mezcle bien.

Sirva de inmediato.

Complementa:
Especialmente ensaladas con fruta, pero también todo
tipo de ensaladas de hortalizas y lechuga.

Consejo:
En lugar de aceto balsámico rojo utilice aceto
balsámico blanco.
Constituyen buenos complementos los quesos
parmesano y pecorino, y los quesos blancos,
de cabra y de vaca horneados, así como el ajo y las
hierbas fritas.

Queso de cabra horneado sobre un lecho de ensalada

150 g de endibias o escarolas variadas
120 g de tomates cherry

Vinagreta:
4 cucharadas de aceite de oliva
2 cucharadas de vinagre de vino tinto
1 cucharadita de mostaza de Dijon gruesa

4 porciones de queso de cabra fresco de 40 g
4 ramitas de tomillo
1 cucharada de aceite de oliva
Pimienta negra recién molida

Dados de pan tostado para acompañar

Lave las endibias o escarolas, separe las hojas y
centrifúguelas para secarlas. Parta los tomates por la mitad.
Reparta ambos ingredientes en raciones individuales.

Para elaborar la vinagreta, mezcle todos los ingredientes.

Cubra el queso de cabra con el tomillo, rocíelo con el aceite
de oliva y hornéelo bajo la parrilla, dispuesto sobre papel de
aluminio. Colóquelo sobre la ensalada aún caliente.
Aliñe la ensalada con la vinagreta y añada la pimienta.
Sirva de inmediato acompañado de dados de pan tostado.

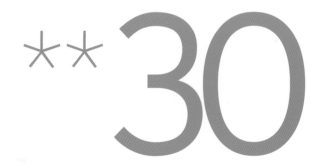

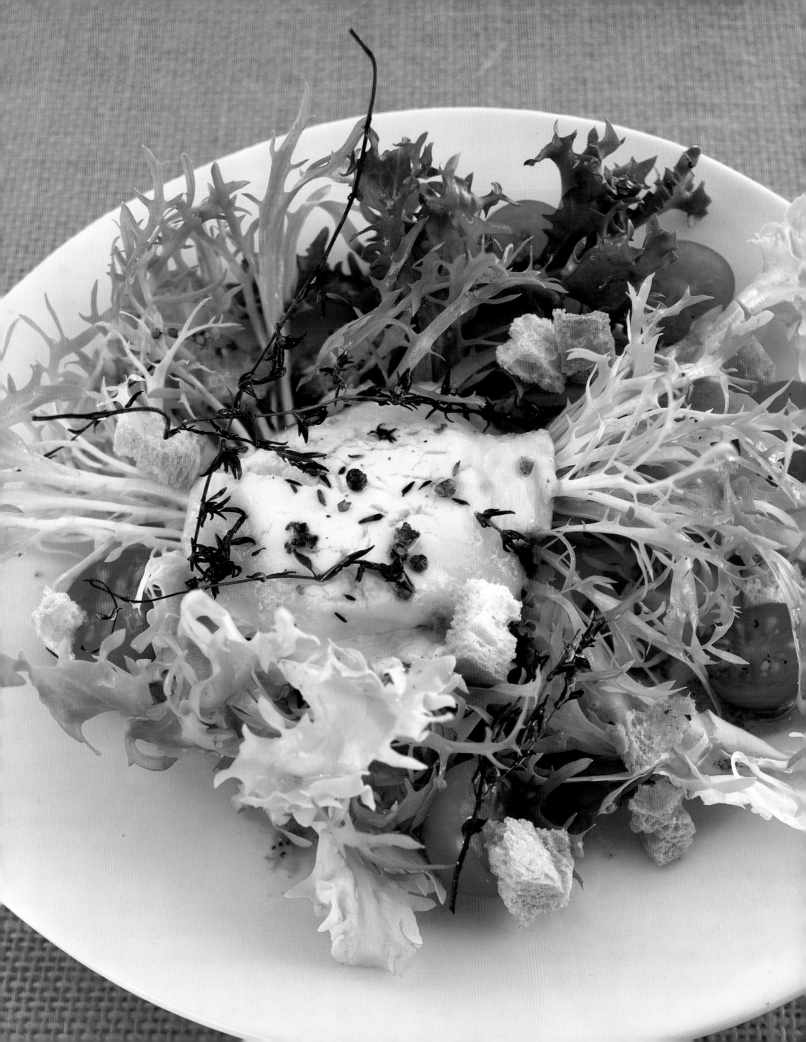

Granadas a los dos quesos

50 g perejil de hoja plana
200 g espinacas rojas y verdes
1 granada

Aliño para la ensalada:
6 cucharadas de aceite de oliva
1 cucharadas de aceto balsámico
2-3 cucharadas de vino blanco
1 cucharada rasa de mostaza de Dijon
Sal
Pimienta recién molida

80-100 g de queso blando francés
80-100 g de queso parmesano tierno

Trocee el perejil y retire las partes duras o estropeadas de las espinacas. Lave ambos ingredientes y centrifúguelos para secarlos. Corte las granadas por la mitad en horizontal, extraiga los granos y deseche la membrana que los rodea.

Elabore el aliño para ensalada mezclando el aceite de oliva, el aceto balsámico, el vino blanco, la mostaza de Dijon, la sal y la pimienta. Bañe con la salsa el perejil y las espinacas. Sirva en raciones individuales decoradas por encima con granos de granada.

Corte el queso francés en lonchas finas y el parmesano, en tiras largas. Presente el plato con los quesos dispuestos sobre la ensalada. Añada pimienta con generosidad.

Consejo: Puede elaborar esta receta con cualquier tipo de lechuga que no resulte amarga y cualquier otro tipo de queso de vaca de pasta dura.

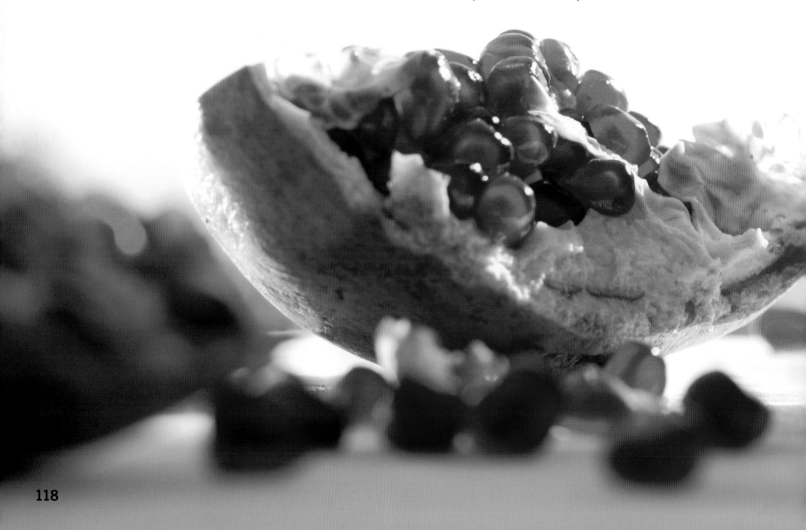

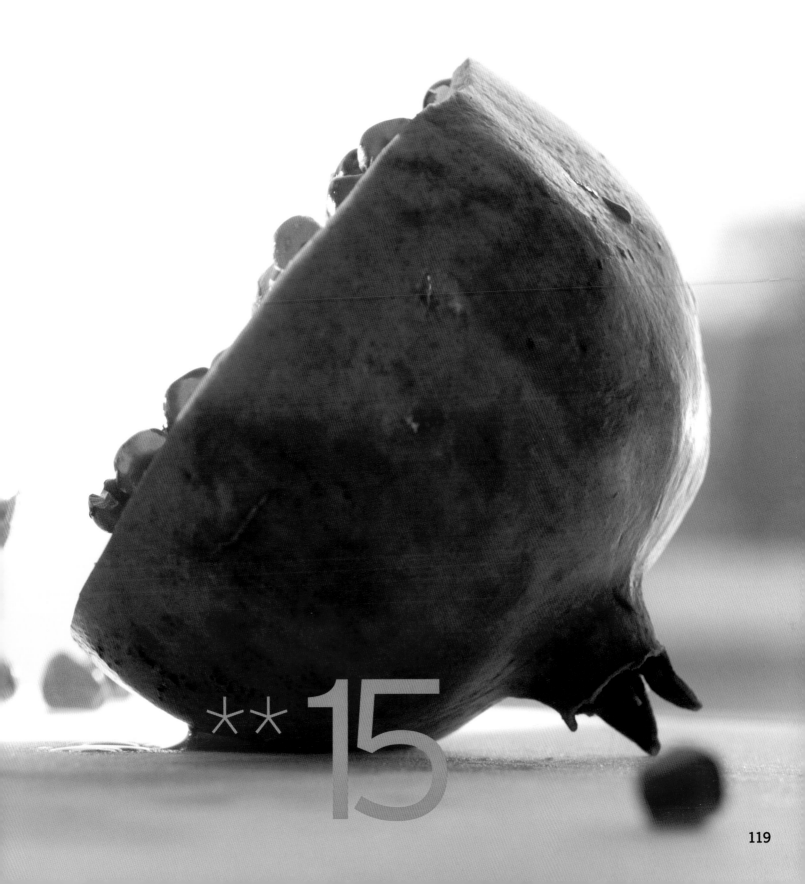

Los granos de granada se desprenden al romperla. La membrana amarilla que los separa no estropea el sabor, pero tampoco lo mejora.

**15

Granadas a los dos quesos

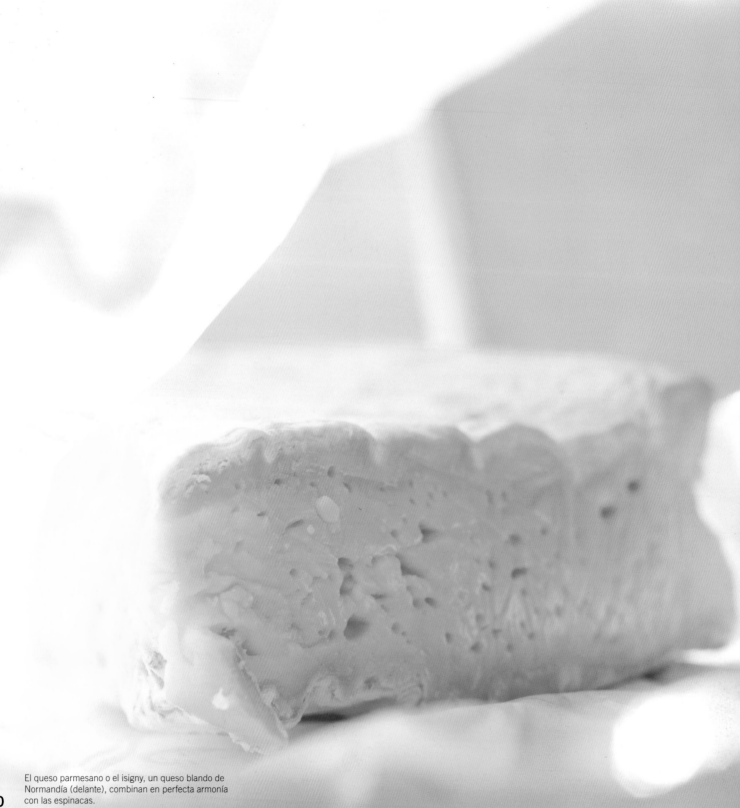

El queso parmesano o el isigny, un queso blando de Normandía (delante), combinan en perfecta armonía con las espinacas.

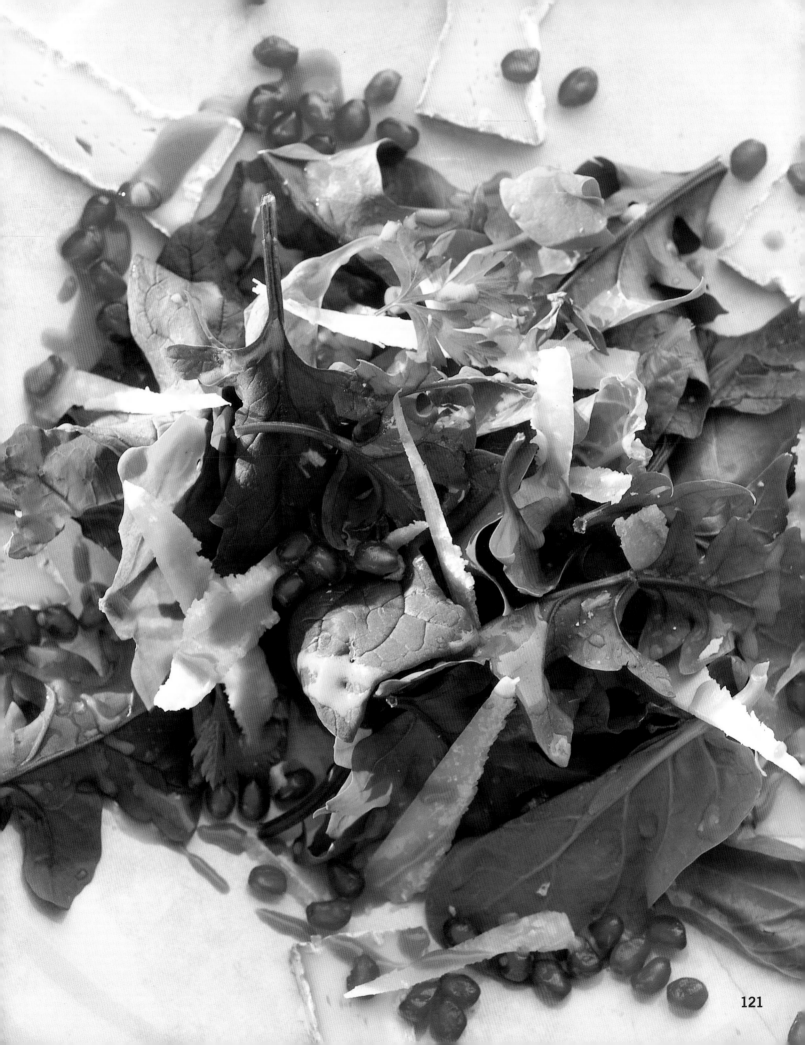

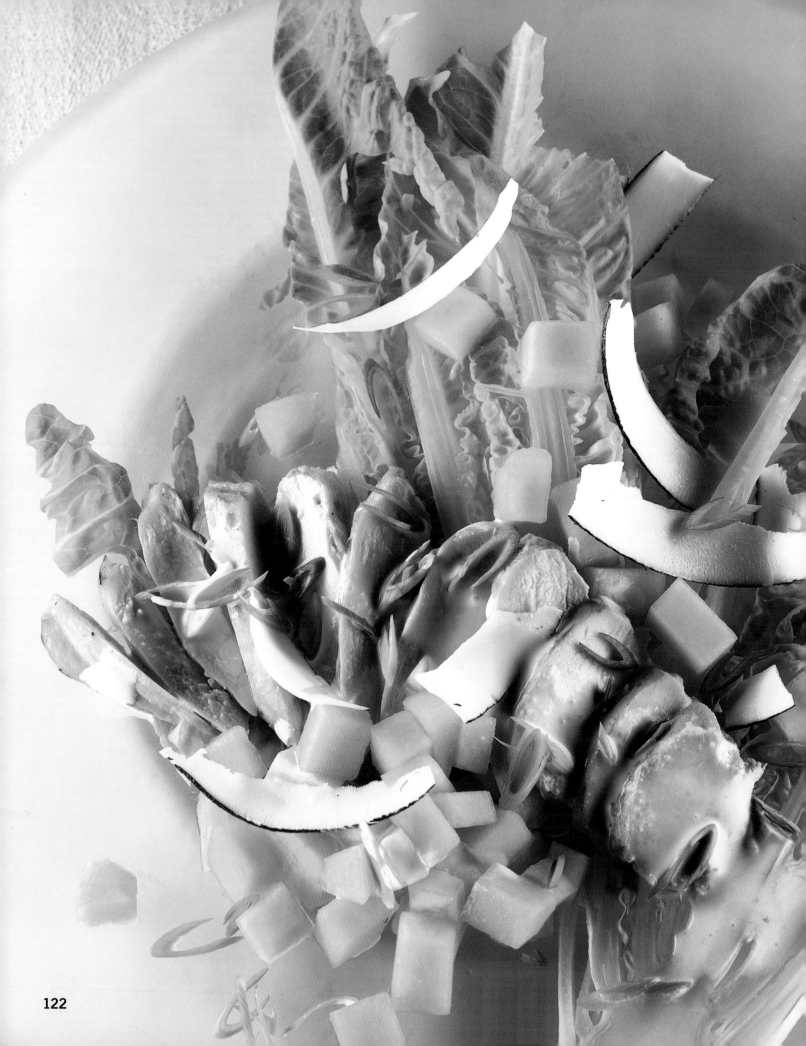

Pechuga de pollo marinada con coco fresco

250 g de pechuga de pollo cortada en filetes

Marinada:
1 lima cortada en rodajas
1 cucharadita de sal
Pimienta recién molida
1 cucharada de jengibre recién rallado
1 pimiento machado en el mortero
30 minutos en marinada

1 cucharada de aceite neutro para sofreír

Aliño:
125 ml de nata
1-2 cucharadas de ron
3-4 cucharadas de zumo de limón

40 g de pulpa de coco fresca, sin la cáscara
300 g de melón carnoso
1 lechuga romana pequeña

2 cucharadas de cebolletas cortadas finas

Retire los tendones y la piel de la pechuga de pollo.
Déjela marinar con la lima, la sal, la pimienta,
el jengibre y el pimiento durante 30 minutos.
Déjela escurrir y sofríala por todos ambos lados en
aceite caliente. Tape la sartén y cueza a fuego lento
durante 4 ó 5 minutos. Deje enfriar.

Mezcle todos los ingredientes para el aliño y sazone
al gusto. Ralle el coco con un pelador de verduras.
Pele y despepite el melón, y córtelo en dados.

Limpie la lechuga, déjela escurrir y córtela en juliana a lo largo.
Dispóngala sobre una fuente y cúbrala con la carne
de pollo cortada, los dados de melón y el coco.
Vierta encima abundante aliño y
espolvoree con las cebolletas.

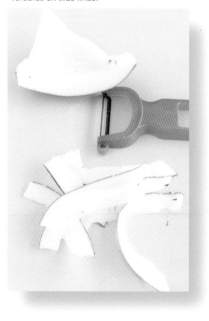

Un pequeño truco, un gran logro:
con el pelador de verduras puede cortar las
verduras en tiras finas.

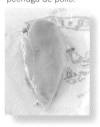

Retire la piel y los
tendones de la
pechuga de pollo.

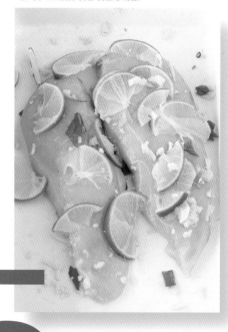

No todas las marinadas son líquidas:
en 30 minutos ésta estará lista.

**25

Frutos secos y compañía

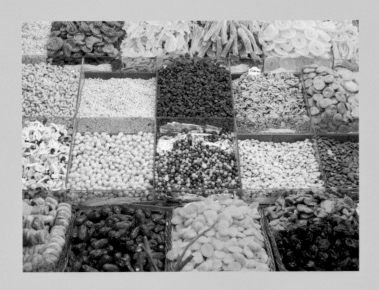

Costrones:
dados de pan tostados ideales para sopas y como acompañamiento de ensaladas.

Nueces:
solas o, por ejemplo, con miel, son un auténtico placer.

Pistachos:
generalmente son salados y, en ocasiones, dulces. Resultan fáciles de picar.

Pipas de calabaza:
contienen valiosísimos aminoácidos.

Pipas de girasol sin pelar:
en los países mediterráneos hacen las delicias de mayores y niños.

Pipas de girasol peladas:
no solamente resultan deliciosas en el muesli.

Piñones:
tostados despliegan todo su aroma.

Almendras enteras peladas:
su fino aceite resulta tan bueno para el consumo como para la piel.

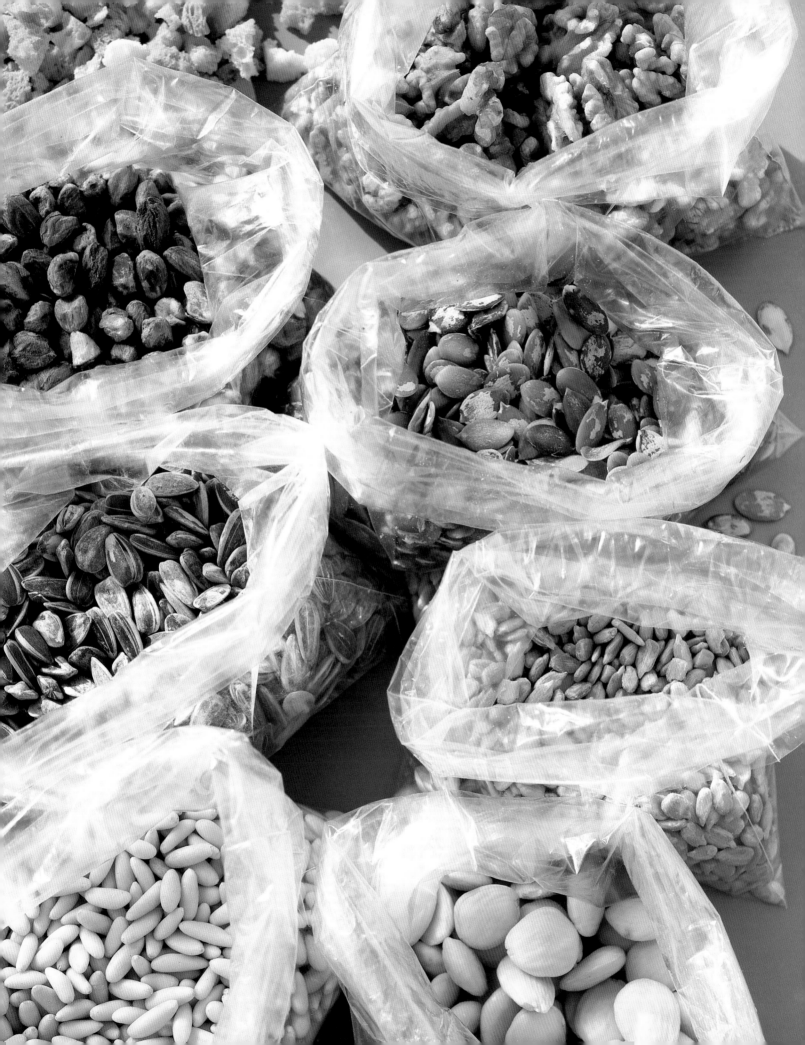

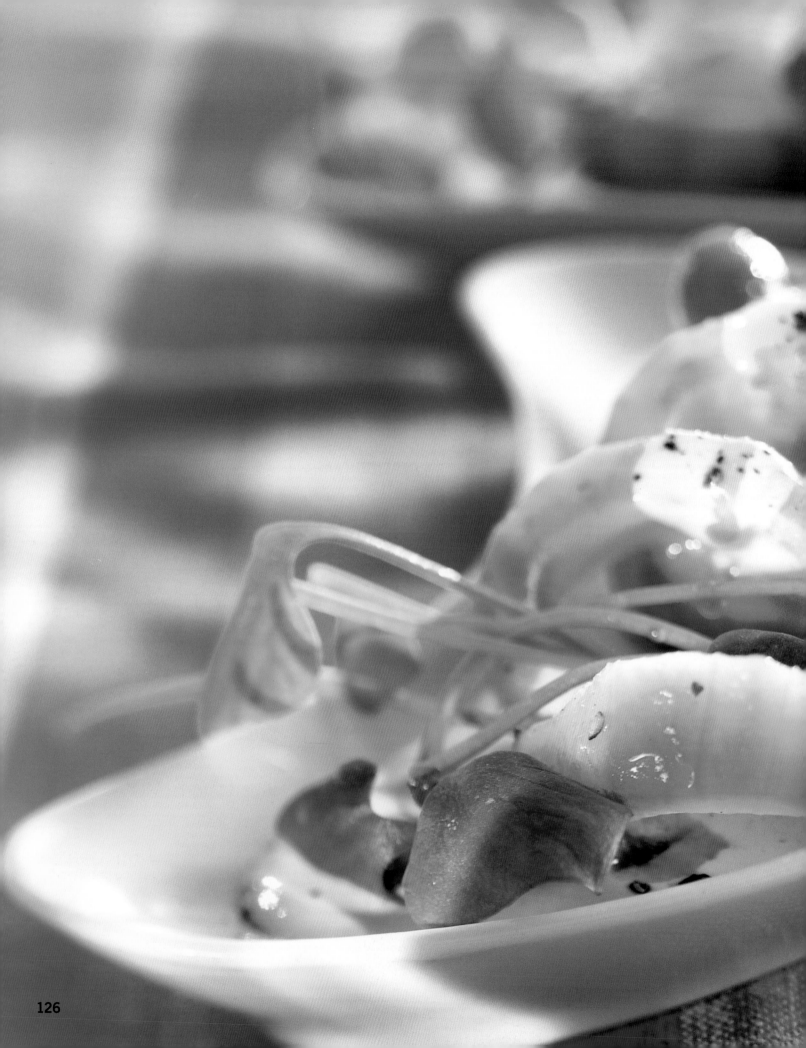

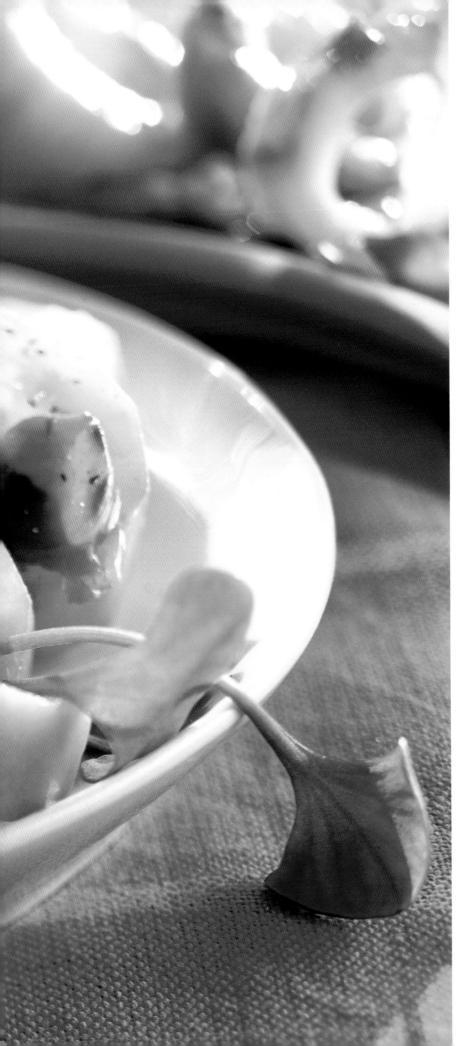

Pepino con almendras caramelizadas

450-500 g de pepino para ensalada
Sal

150 g de yogur griego
30-40 ml de oporto oscuro
1 diente de ajo majado
Unas gotas de tabasco
Sal

30 g de mantequilla
30 g de azúcar
50 g de almendras enteras peladas
4 cucharadas de oporto

Verdolaga (alternativa: brotes)
Pimienta recién molida

Pele los pepinos y córtelos en rodajas de 2 cm de grosor. Con un descorazonador de manzanas, retire las pepitas. Obtendrá unos aros gruesos.
Ponga agua a hervir. Sale los aros de pepino y cuézalos al vapor con un recipiente especial o con un colador colocado sobre el agua hirviendo, tapado, entre 8 y 10 minutos. Deje enfriar.

Mezcle bien el yogur con el oporto y el ajo. Sazone con el tabasco y la sal.

Derrita la mantequilla en la sartén y funda en ella también el azúcar. Añada las almendras para caramelizarlas hasta que adquieran un tono dorado, revolviéndolas a menudo. Retire las almendras y déjelas enfriar sobre papel de hornear. Asegúrese de que quedan sueltas. Derrita los restos de caramelo con oporto.

Sirva la salsa de yogur y los aros de pepino. Distribuya por encima las almendras y la verdolaga. Rocíelo todo con el fondo de caramelo y añada pimienta.

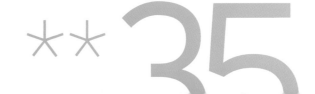

** 35

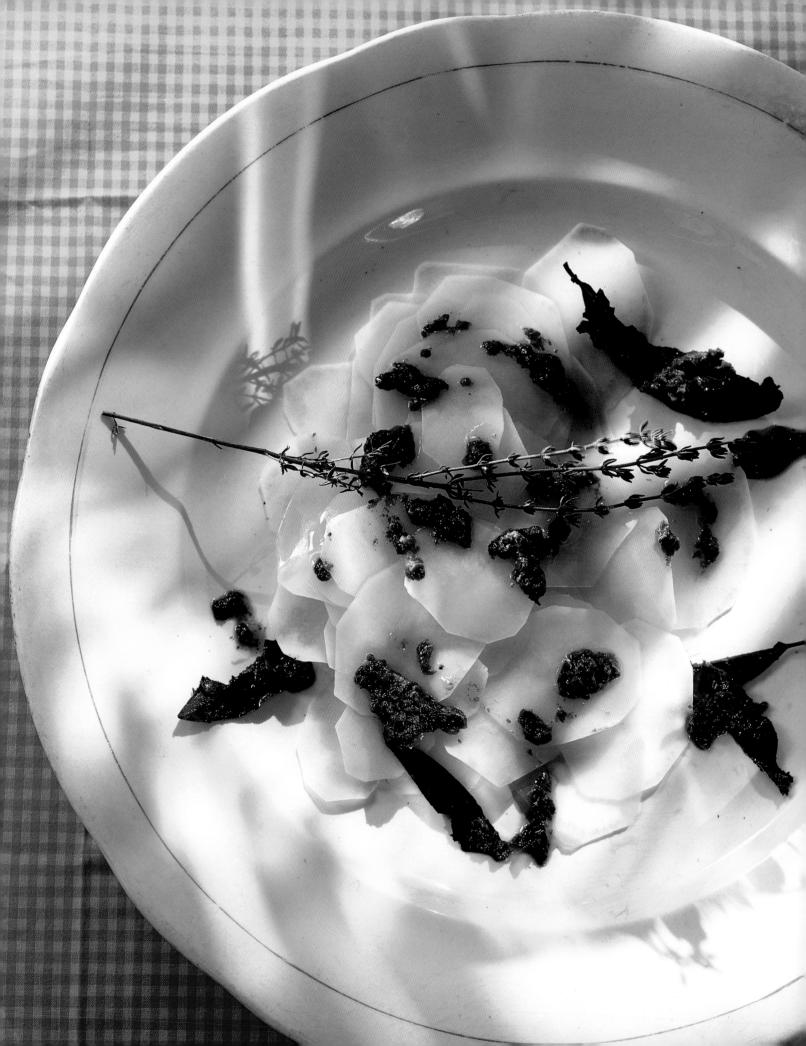

Carpaccio de patata con tapenade

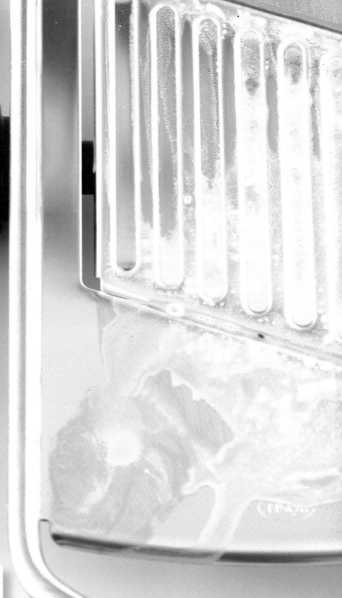

600 g de patatas que queden firmes al cocerse
Sal

Tapenade:
2 cucharadas de alcaparras
80 g de aceitunas negras sin hueso
6 anchoas
2 hojas de laurel
6 cucharadas de aceite de oliva
2 cucharadas de zumo de limón
1 cucharadita de pimienta negra

1 ramita de tomillo

Pele las patatas. Córtelas lo más finas posible en la máquina cortafiambres. Hiérvalas en agua salada durante 2 o 3 minutos. Enfríelas, cuélelas y déjelas escurrir bien. Dispóngalas sobre una fuente.

Para preparar la tapenade, maje en un mortero las alcaparras, las aceitunas, las anchoas y las hojas de laurel. Vierta el aceite y el zumo de limón, y revuélvalo bien. Sazone con pimienta al gusto. Distribuya la mezcla sobre las láminas de patata. Decore con trozos de laurel y la ramita de tomillo.

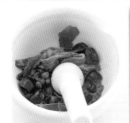

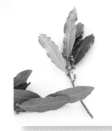

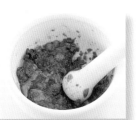

Con ayuda del mortero, las alcaparras, las aceitunas, las anchoas y el laurel se transforman en tapenade.

En la cultura clásica, el laurel era símbolo de triunfo y gloria.

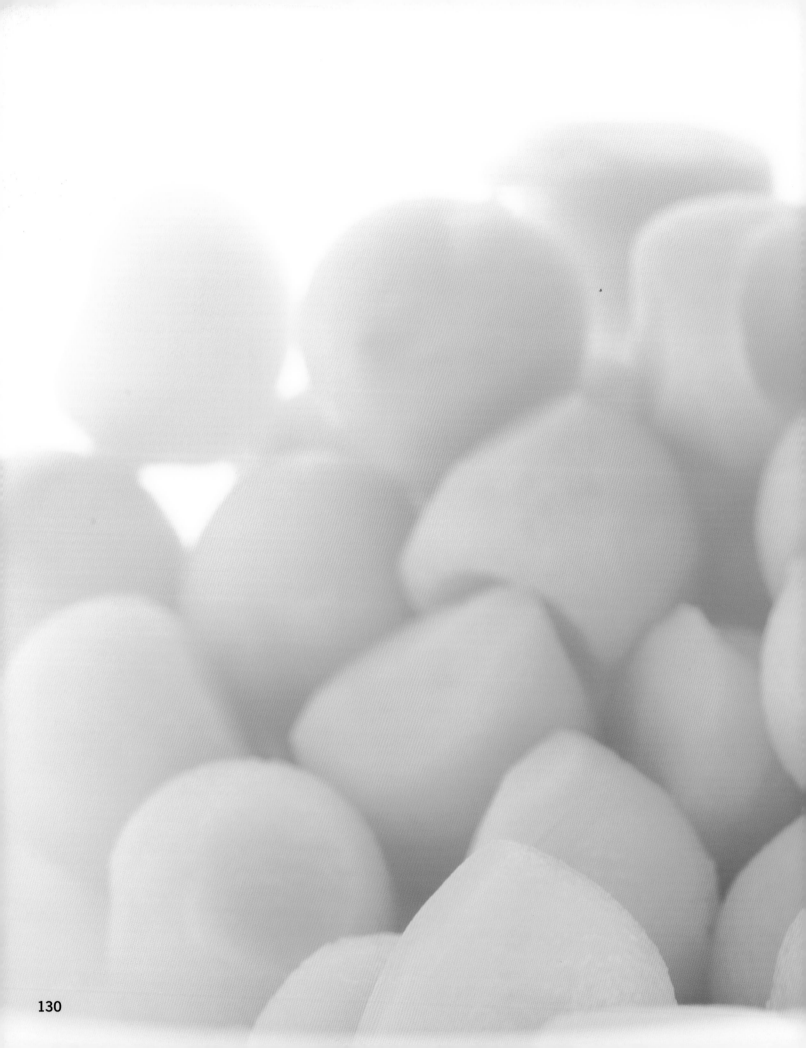

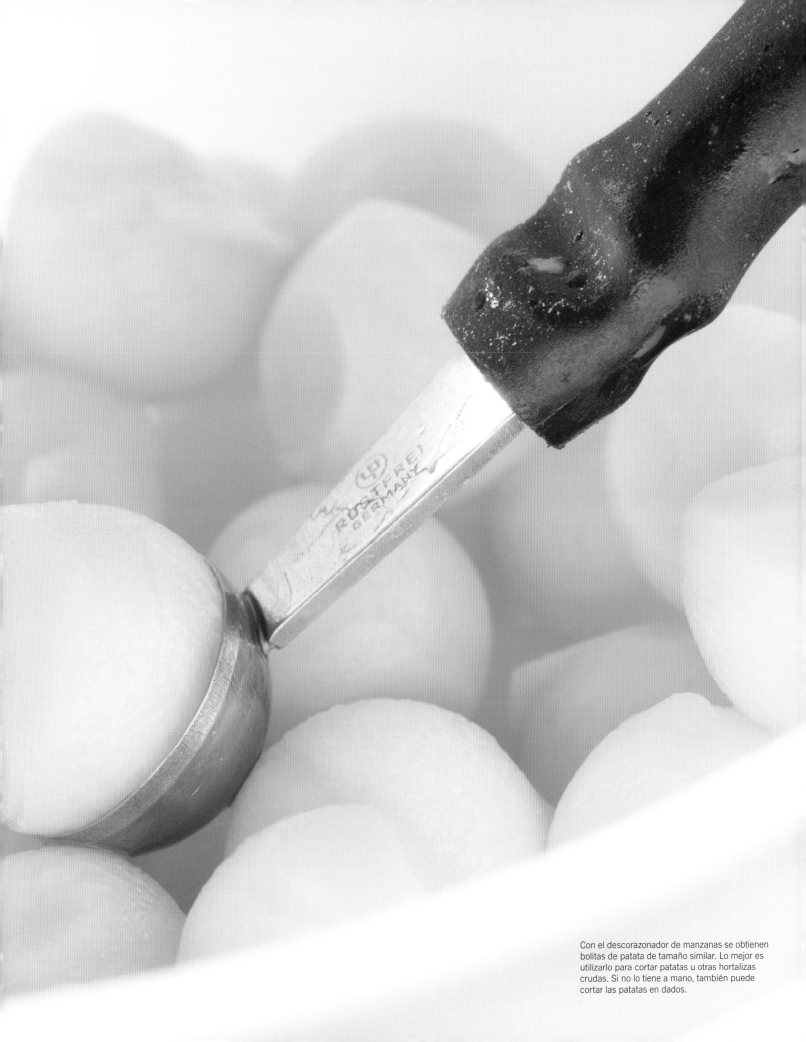

Con el descorazonador de manzanas se obtienen bolitas de patata de tamaño similar. Lo mejor es utilizarlo para cortar patatas u otras hortalizas crudas. Si no lo tiene a mano, también puede cortar las patatas en dados.

Patatas princesa, huevos de codorniz y mayonesa a las hierbas

1 kg de patatas grandes que queden firmes al cocerse
½ l de caldo vegetal
12-16 huevos de codorniz

2 ramitas de perejil
2 ramitas de estragón
2 ramitas de perifollo
2 ramitas de albahaca
2 cucharadas colmadas de mayonesa para ensalada
2-3 cucharadas de aceite de oliva
1 cucharada rasa de mostaza gruesa
Sal
Pimienta recién molida

50 g de hojas de oruga
2 cucharadas de alcaparras escurridas

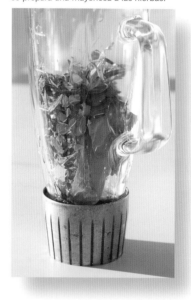

Con un ágil movimiento de mano, aceite de oliva, aliño para ensalada y mostaza se prepara una mayonesa a las hierbas.

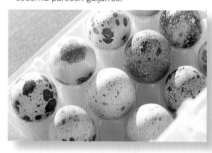

Por sus características, los huevos de codorniz parecen guijarros.

Pele las patatas y vacíelas con un descorazonador de manzanas. Cuézalas en el caldo vegetal y sáquelas pasados 7-8 minutos. Cueza los huevos de codorniz durante 4 minutos, enfríelos inmediatamente y retire la cáscara.

Lave y trocee el perejil, el estragón, el perifollo y la albahaca. Bata las hierbas, la salsa y el aceite de oliva. Añada la mostaza y salpimiente.

Limpie las hojas de oruga, retire las partes duras o estropeadas y déjelas escurrir. Mezcle las patatas y la salsa que ha elaborado. Disponga la mezcla sobre las hojas de oruga, incorpore los huevos de codorniz y distribuya por encima las alcaparras.

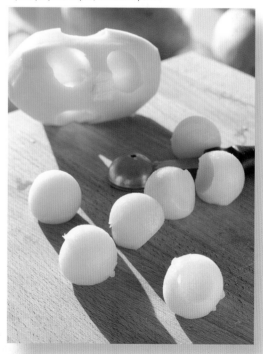

Los trozos de patata sobrantes se pueden aprovechar para preparar sopas, cocidos o purés.

** 45

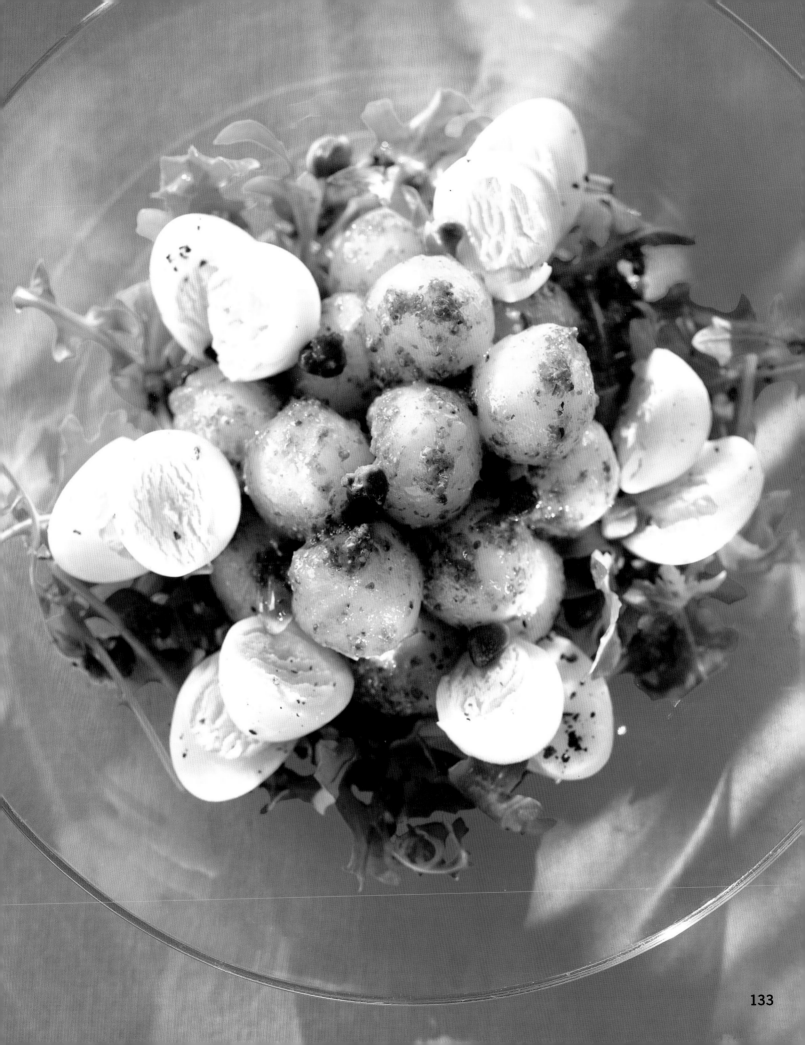

Tipos de vinagres

Vinagre de frambuesa

Para ensaladas y salsas.

250 g de frambuesas frescas de la temporada
500 ml de vinagre de vino blanco
180-200 g de azúcar

Retire el tallo de las frambuesas. Introdúzcalas en un
recipiente de cuello ancho y cúbralas con el vinagre.
Deje reposar durante 3-4 días. Cuélelas. Haga hervir
el líquido resultante con azúcar. Viértalo en botellas
y ciérrelas.

Guárdelas en un lugar fresco y seco.

Nota:
Puede sustituir las frambuesas por zarzamoras.
En verano, un vaso de agua con o sin gas con un
pequeño chorro de vinagre de frambuesa resulta
un agradable refresco que calma la sed.

Vinagre de naranja

Para ensaladas con verduras, entrantes, y para
macerar fruta.

2-3 naranjas no tratadas
500 ml de vinagre de vino blanco

Limpie las naranjas con agua caliente y séquelas.
Monde 2 de ellas con un pelador de verduras.
Exprima el zumo para obtener 100 ml.
Ensarte la piel en un palito de madera largo
(así podrá manipularla mejor). Introduzca la monda
ensartada y el zumo en un recipiente y rellénelo
con el vinagre.

Se conserva entre 2 y 3 semanas.

Nota:
Las naranjas más indicadas son las sanguinas.
La piel de naranja puede picarse o cortarse en tiras
y emplearse en la elaboración de otras recetas.
Puede sustituir la naranja por limón.

Vinagre de jengibre y ajo

Indicado para ensaladas de fruta y hortalizas,
platos y marinadas asiáticos, así como para
combinar con salsa de soja.

30 g de jengibre fresco
10 g de ajos tiernos limpios
500 ml de vinagre de manzana

Lave el jengibre cepillándolo a fondo bajo el chorro
de agua fría; córtelo con la piel en rodajas finas.
En el mortero, maje un poco el ajo. Introduzca ambos
ingredientes en un recipiente y cúbralos con el vinagre
de manzana.

Se conserva entre 2 y 3 semanas.

Nota:
En lugar de jengibre puede utilizar galanga o cúrcuma.
Los ingredientes macerados pueden picarse finos
y volverse a utilizar en otras recetas.

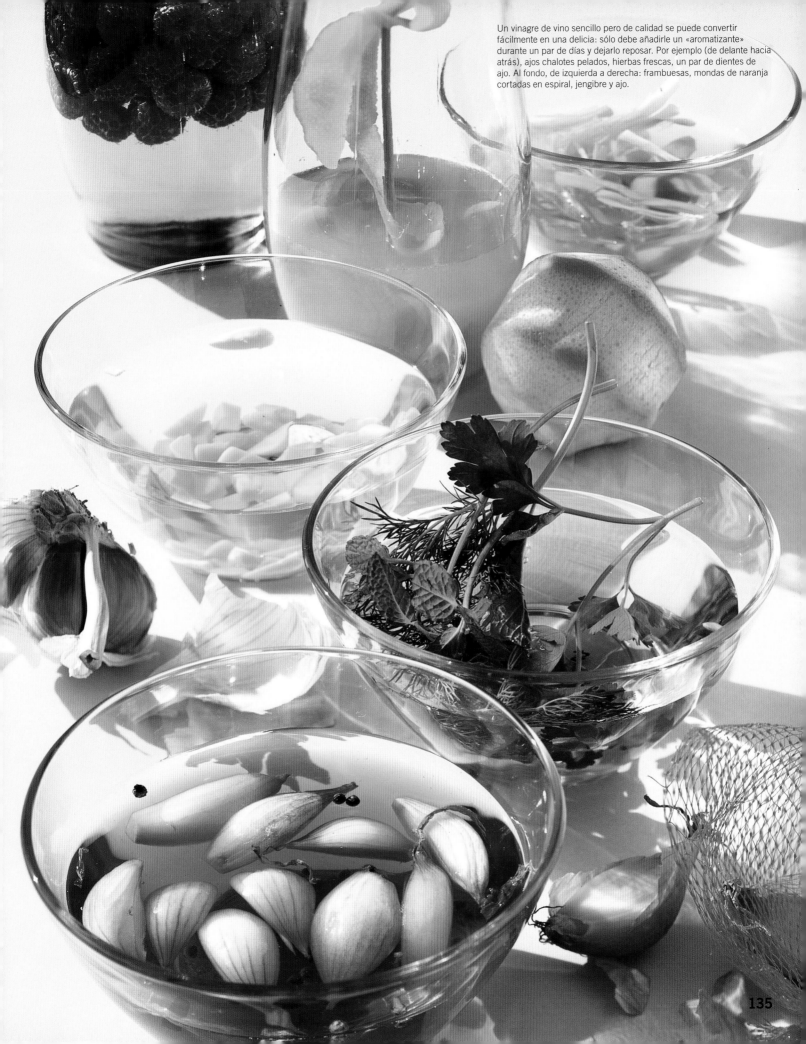

Un vinagre de vino sencillo pero de calidad se puede convertir fácilmente en una delicia: sólo debe añadirle un «aromatizante» durante un par de días y dejarlo reposar. Por ejemplo (de delante hacia atrás), ajos chalotes pelados, hierbas frescas, un par de dientes de ajo. Al fondo, de izquierda a derecha: frambuesas, mondas de naranja cortadas en espiral, jengibre y ajo.

Vinagre de ajo

Para ensaladas de verduras y lechuga o para
platos con berenjenas, setas o calabacines asados.

1 cabeza de ajo tierna
1 pizca de sal
500 ml de vinagre de vino blanco

Separe los dientes de ajo. A continuación, introdúzcalos
en un recipiente y espolvoréelos con sal. Coloque el
recipiente sobre un trapo húmedo. Lleve el vinagre
a ebullición y, todavía caliente, viértalo sobre el ajo.

Transcurrida una semana, cuélelo. Cierre el recipiente
y guárdelo en un lugar fresco y seco.

Nota:
Una vez filtrados, los ingredientes pueden picarse finos
y emplearse en la elaboración de otras recetas.

Vinagre de hierbas

Combina con todo tipo de lechugas y ensaladas
con verdura, pescado, carne.
Para encurtir y marinar; para preparar jaleas
y gelatinas picantes.

2 ramas de perejil de hoja plana
2 ramas de menta
2 ramas de eneldo
2 ramas de melisa toronjil
500 ml de vinagre de vino blanco

Limpie las hierbas y centrifúguelas hasta que estén
bien secas. Introdúzcalas en un recipiente de cuello
ancho y cúbralas con el vinagre.

Se conserva unas 2 semanas.

Nota:
Están especialmente indicadas para preparar este
vinagre las hierbas aromáticas en las más diversas
mezclas de sabores contrastados o afines.

Vinagre de ajos chalotes

Perfecto para ensaladas de lechuga, pasta
o patatas; también para marinar pescados.

5-6 ajos chalotes pelados
1 pizca de sal marina
500 ml de vinagre de vino tinto
1 cucharadita de granos de pimienta

Corte los ajos chalotes por la mitad o en cuartos,
y sálelos ligeramente. Introdúzcalos en un
recipiente con el cuello ancho; añada el vinagre
de vino tinto y los granos de pimienta.

Se conserva unas 3 semanas, si se almacena en
un lugarfresco y seco.

Nota:
También resulta delicioso con vinagre de vino
blanco o de manzana.
El estragón fresco le da asimismo un
agradable sabor.

Notas generales para producir aceite y vinagre aromatizados

Los recipientes más adecuados son los de cuello
ancho. Además deberán estar completamente
limpios y ser de un material de buena calidad y
resistente a los ácidos, preferiblemente de cristal.
Para colar se puede utilizar un trapo de muselina,
un colador fino, papel de cocina dispuesto sobre
un colador o bolsas de filtro como, por ejemplo,
las utilizadas para infusiones.

Los frascos deben almacenarse en un lugar fresco,
seco y protegido de la luz del sol directa.
El aceite se pone rancio con facilidad y el vinagre,
turbio. Los recipientes deben cerrarse bien.
Para un consumo casero, es mejor preparar la
mitad de la cantidad indicada en la receta.
El proceso de preparación tanto del aceite como
del vinagre deberá llevarse a cabo rápidamente
y sin interrupciones.

Todas las ensaladas admiten un aliño especial de
aceites y vinagres aromatizados: es cuestión de
creatividad.

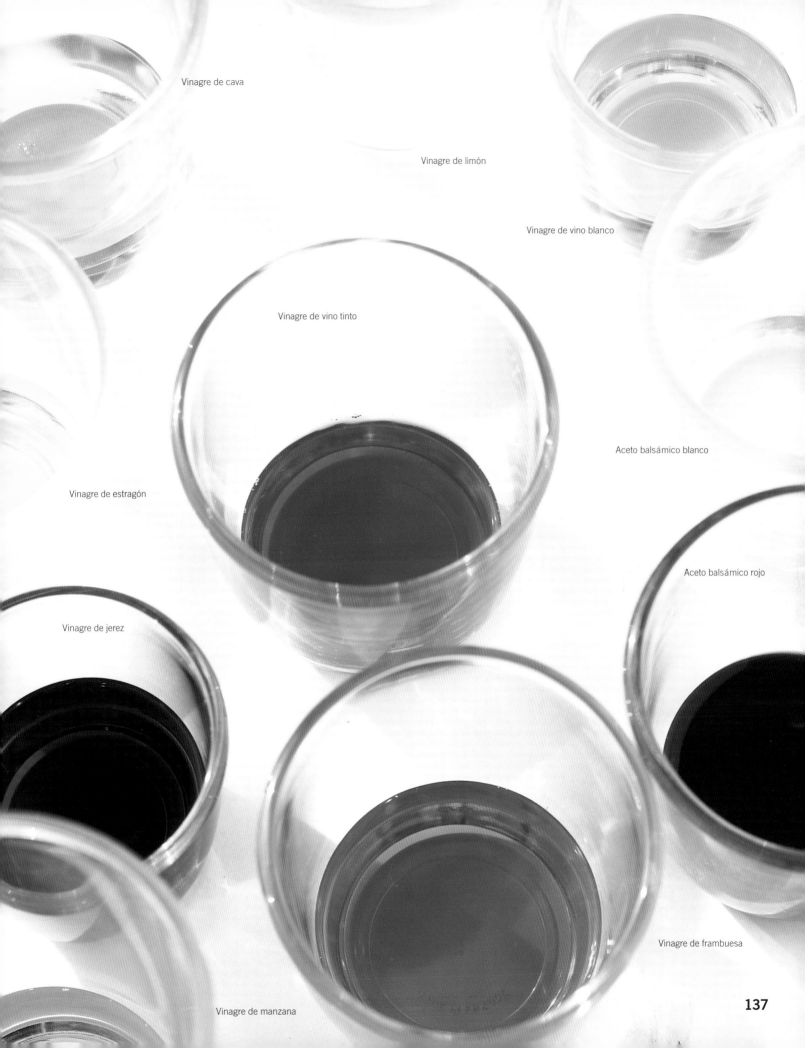

Vinagre de cava

Vinagre de limón

Vinagre de vino blanco

Vinagre de vino tinto

Aceto balsámico blanco

Vinagre de estragón

Aceto balsámico rojo

Vinagre de jerez

Vinagre de frambuesa

Vinagre de manzana

137

Cogollos dos salsas

200 g de cogollos de lechuga

Vinagreta al vino tinto con huevo:
2 huevos cocidos
2 cucharadas de aceite de oliva
3 cucharadas de vinagre de vino tinto
Sal
Pimienta negra gruesa
2 cucharadas de cebollino picado fino

Lave los cogollos de lechuga, separe las hojas
y centrifúguelas para secarlas.

Pele los huevos y córtelos en trozos pequeños con
un cortahuevos. Mezcle el resto de los ingredientes y,
a continuación, añada el huevo y el cebollino.

Mezcle los cogollos con la vinagreta de vino tinto
y huevo, y sirva la ensalada.

Puede preparar esta receta con cualquier tipo
de lechuga de color claro.
Los ingredientes del aliño están calculados para 4
personas. Si desea presentar la ensalada con ambas
salsas, deberá preparar media ración de cada.

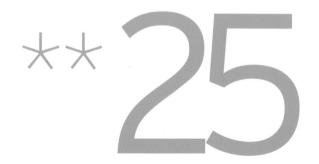

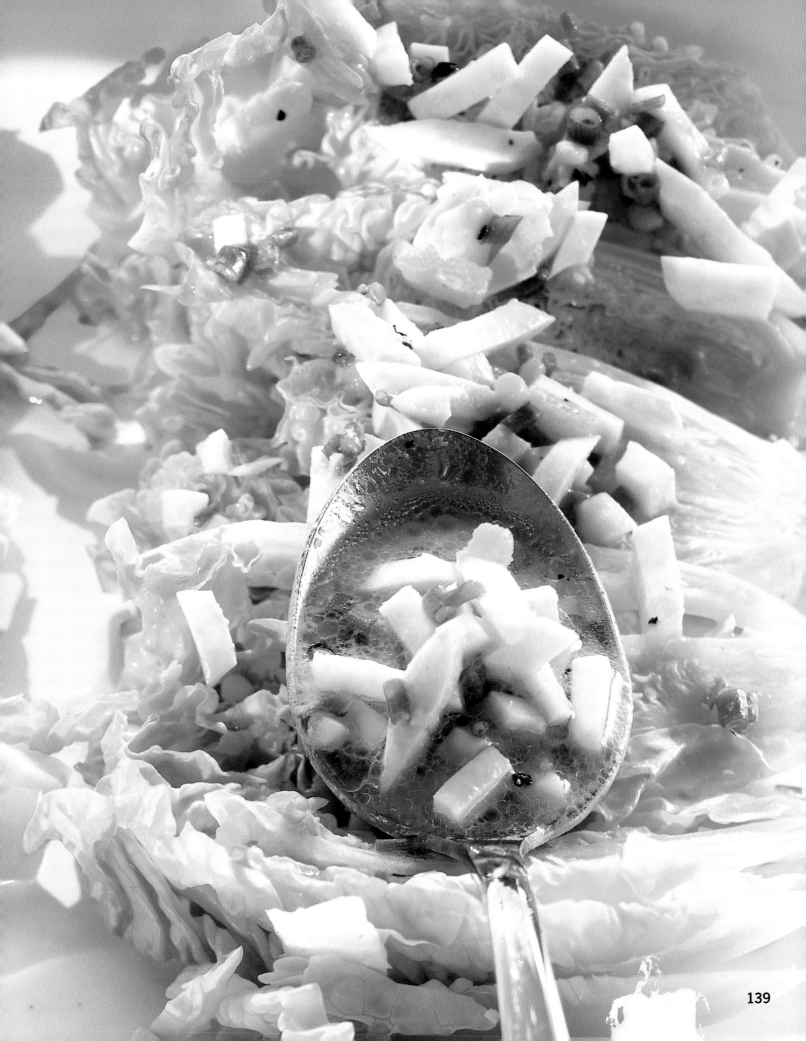

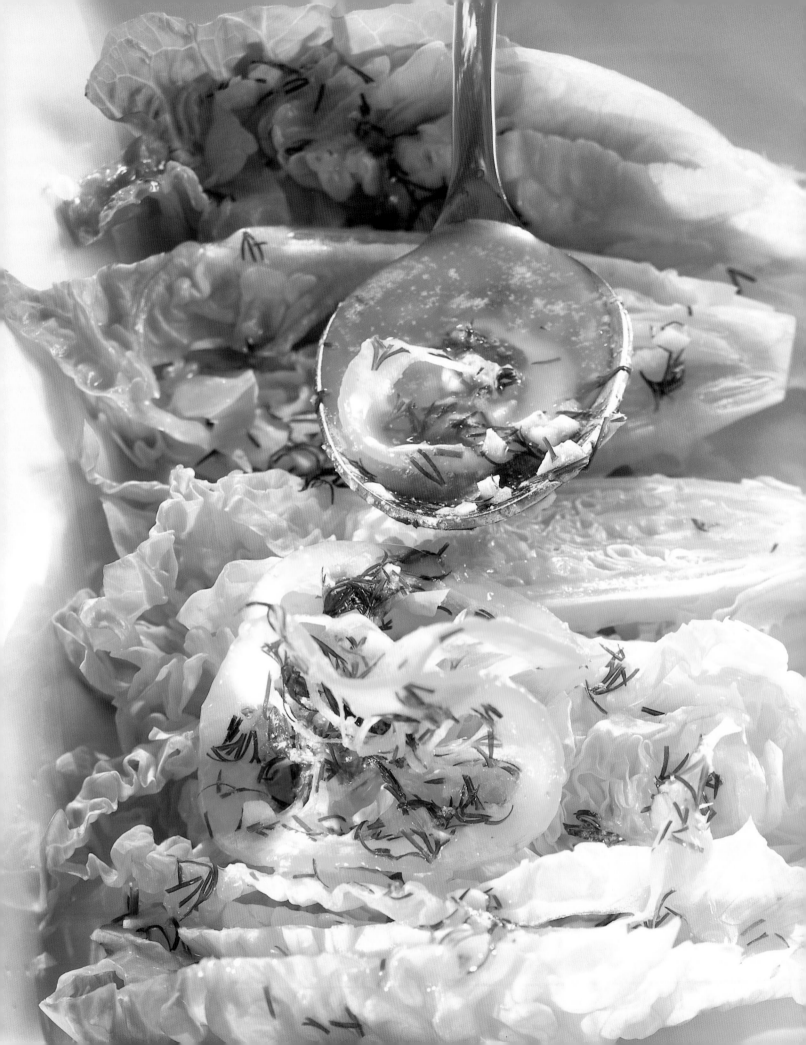

Cogollos dos salsas

200 g de cogollos de lechuga

Mantequilla de limón a temperatura ambiente:
1 limón no tratado
1 diente de ajo picado
50 g de mantequilla
Sal
Pimienta negra molida
Eneldo cortado

Lave los cogollos de lechuga, separe las hojas y
centrifúguelas para secarlas.

Lave el limón con agua caliente y pártalo por la mitad.
Corte una de las mitades en láminas de un grosor mínimo
y exprima el zumo de la otra mitad. Dore las láminas de
limón y el ajo en la mantequilla. Salpimiente la mezcla,
y añada el eneldo y el zumo de limón.

Mezcle bien la mantequilla de limón con los cogollos y
sirva el plato inmediatamente.

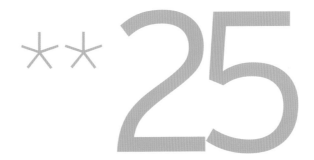

Lechuga con panceta crujiente y hierbas fritas

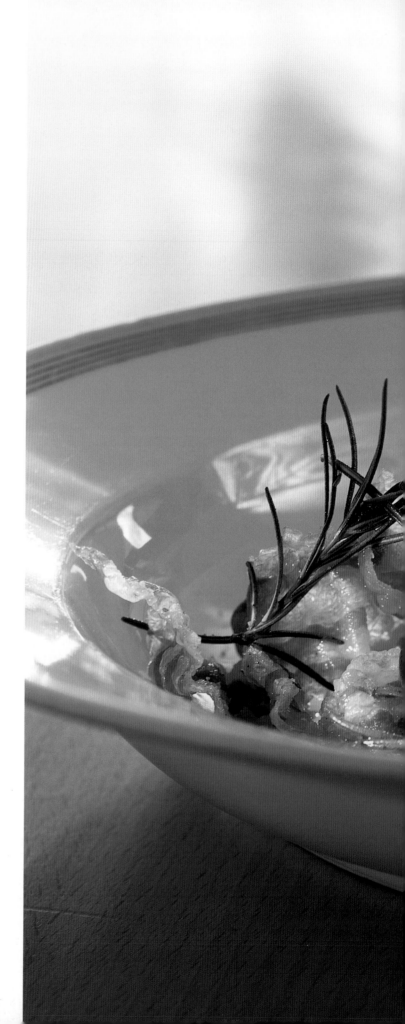

1 lechuga

150 g de lardo de Arnad (panceta ahumada
aromatizada del valle de Aosta)
1 ajo chalote cortado en dados pequeños

6 cucharadas de aceite de girasol para freír
6 hojas de salvia pequeñas
1 ramita de romero

Sal marina
Pimienta recién molida, gruesa

Separe las hojas de la lechuga, lávela y centrifúguela
para secarla. Corte la panceta en la máquina
cortafiambres en lonchas muy finas.

En aceite no muy caliente, fría brevemente las hojas
de salvia y el romero troceado. Déjelos enfriar sobre
papel de cocina. A continuación, en una cucharada
de aceite, fría bien las lonchas de panceta y déjelas
escurrir sobre papel de cocina. Dore los dados de
ajo chalote en la grasa que ha quedado.

Salpimiente la lechuga y las tiras de panceta.
Vierta por encima la grasa de la panceta con los ajos
chalotes y mézclelo todo bien. Disponga por encima
las hierbas fritas y sirva inmediatamente.

Puede sustituir la panceta aromatizada por panceta
normal o panceta ahumada.

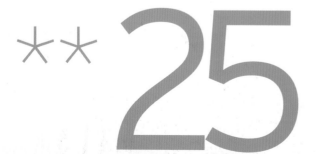

** 25

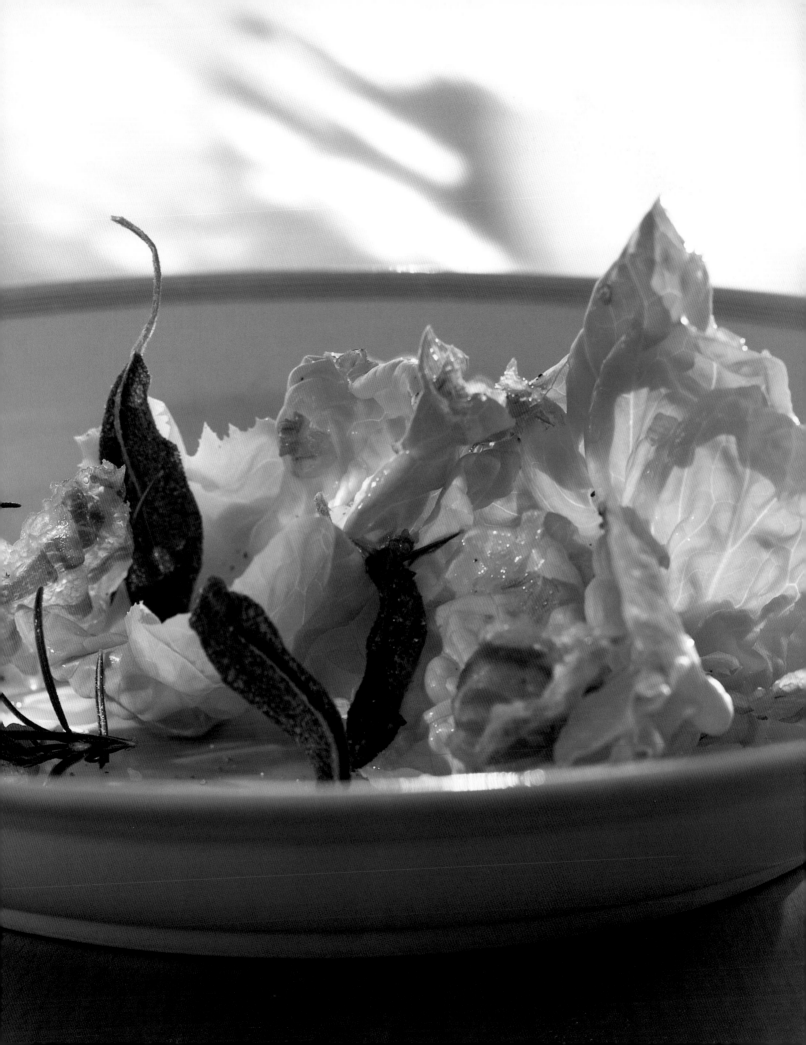

Hinojo con jamón de York

La máquina cortafiambres tiene aquí otro uso: cortar el hinojo en finas láminas,...

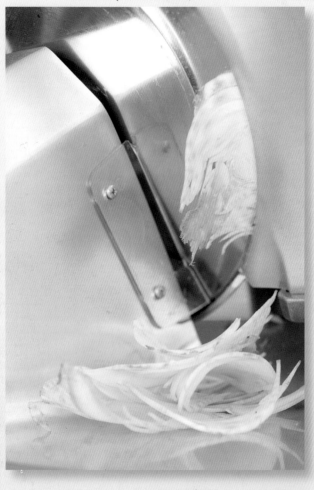

...pero también nos sirve para partir el jamón de York en lonchas delgadas.

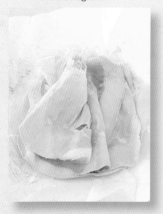

Ciabatta o chapata, italiano o español, un pan blanco siempre crujiente.

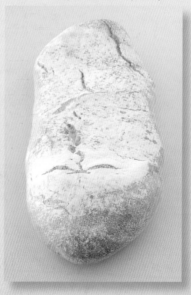

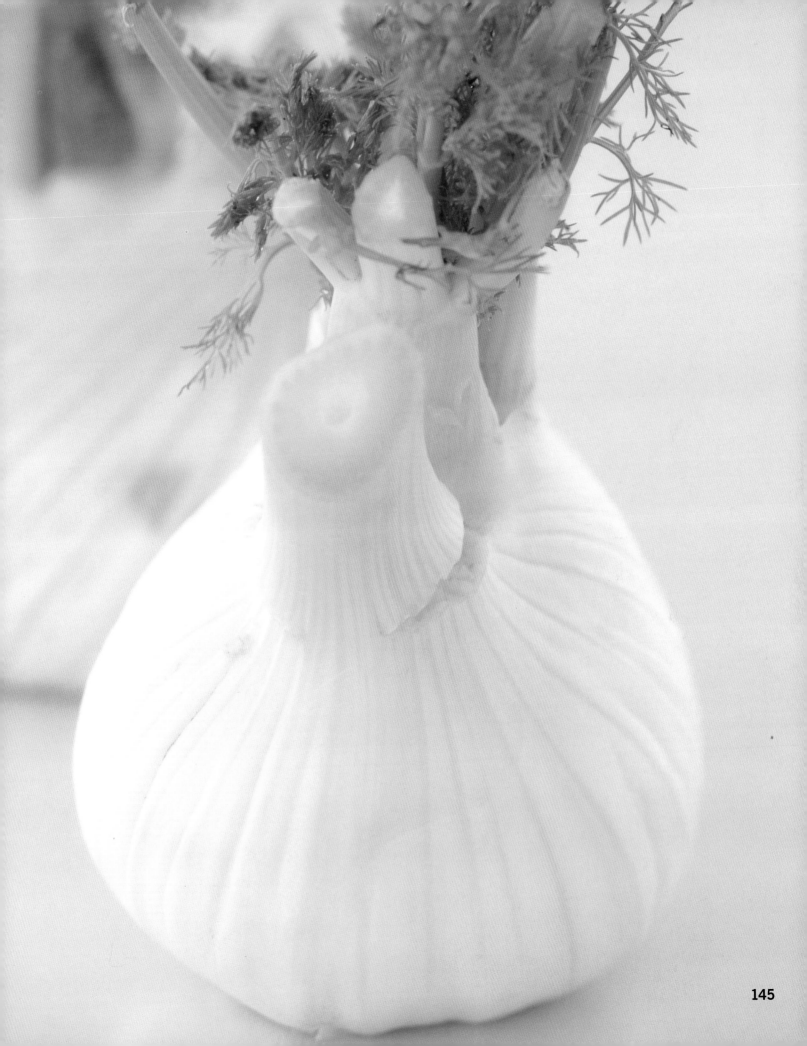

Hinojo con jamón de York

600 g de hinojo

200 ml de vino blanco
1 ½ cucharadita de sal
2 hojas de laurel
5 granos de pimienta
½ cucharadita de semillas de cilantro
3 ramitas de tomillo
3 cucharadas de zumo de limón

2 cucharadas de aceite de oliva

200 g de jamón de York cortado muy fino
1 cucharada de orégano picado

Limpie el hinojo, aclárelo y reserve la parte más verde. Pártalo por la mitad y córtelo en rodajas finas en la máquina cortafiambres. Lleve a ebullición el vino blanco, la sal, el laurel, la pimienta, el cilantro y el tomillo y, a continuación, retire la mezcla del fuego. Añada el hinojo y déjelo enfriar. Retire el hinojo del fondo de cocción y sazónelo con zumo de limón y un poco de sal.

Para elaborar la vinagreta, reduzca el fondo de cocción hasta que queden unas 5-6 cucharadas. A continuación, mézclelo con aceite de oliva.

Trocee el jamón en hebras, sírvalo con el hinojo, espolvoree ambos con orégano y alíñelo todo con la vinagreta.

Sirva con pan blanco crujiente.

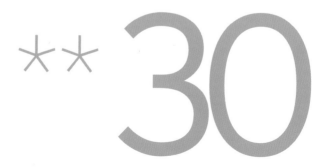

✳✳30

146

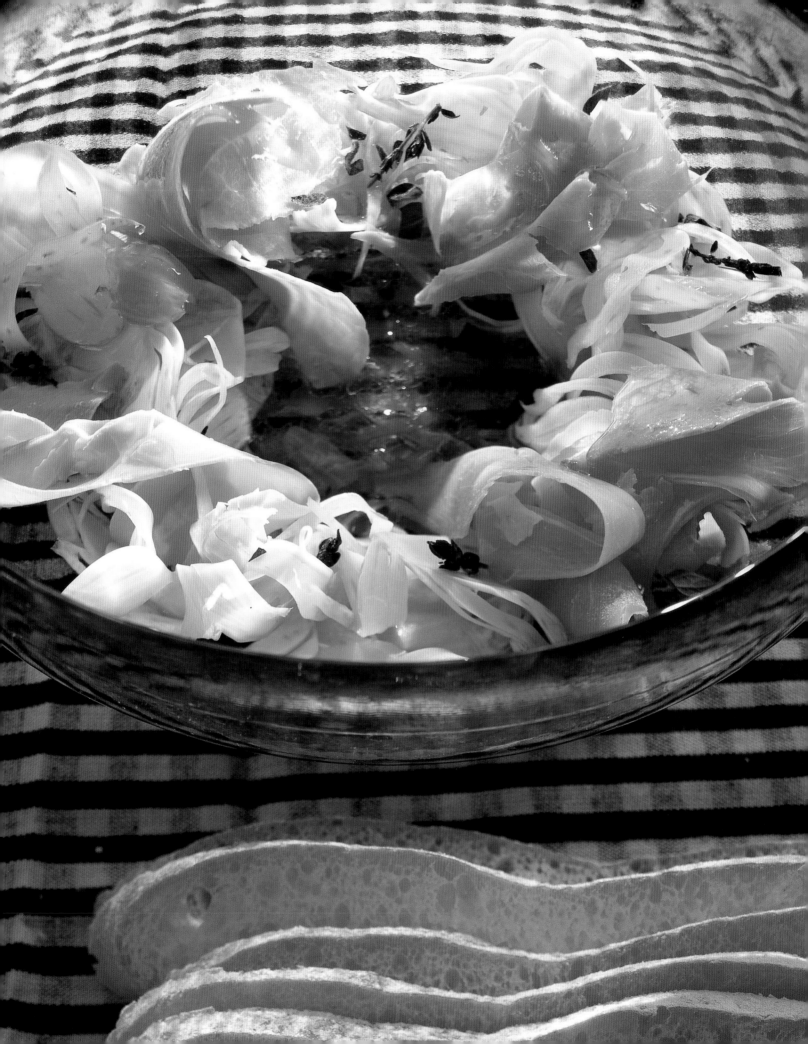

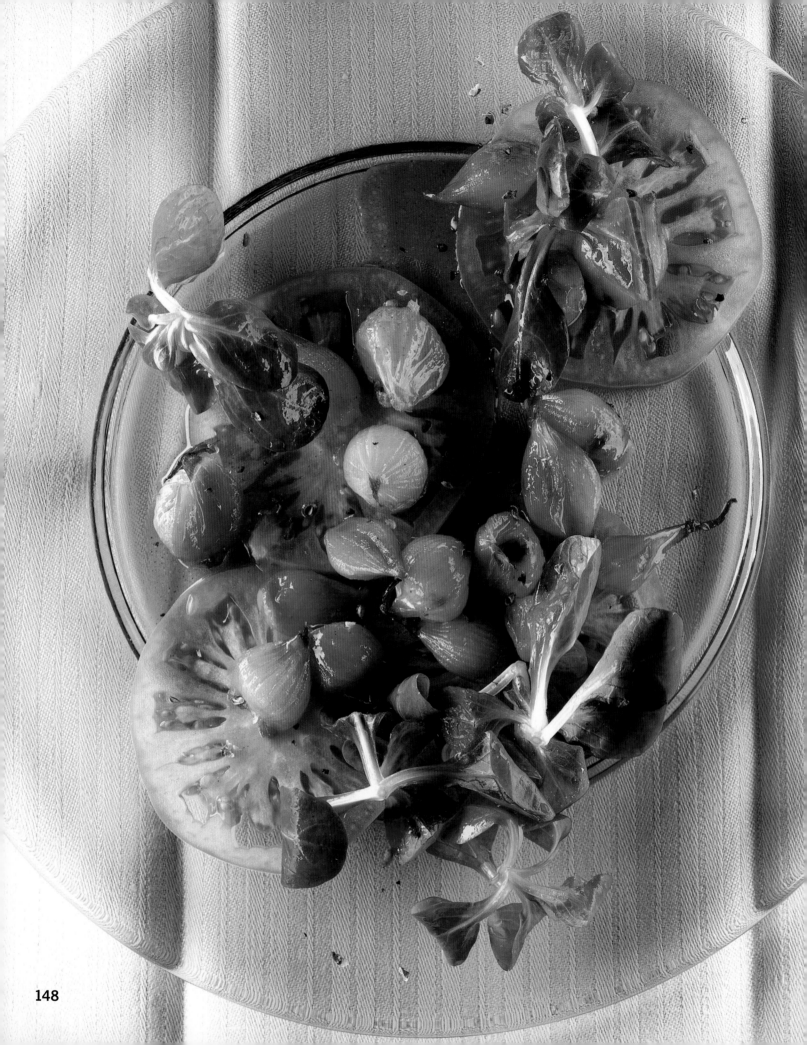

Rocambolas en vino de Marsala

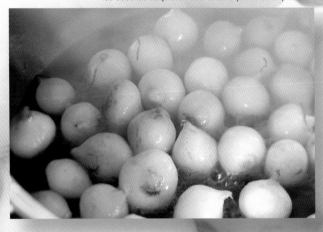

Rehogadas en vino de Marsala y azúcar, las cebollas adquieren una textura parecida al praliné.

400 g de rocambolas (alternativa: ajos chalotes)

30 ml de aceite de nuez
2 cucharadas de azúcar
50 ml de vino de Marsala
1 cucharadita de sal
Una pizca de pimienta de cayena

300 g de tomates carnosos
100 g de canónigo
1 cucharada de vinagre de vino tinto
1 cucharada de aceite de cardamomo

Sumerja las rocambolas en agua hirviendo, cuélelas y enfríelas de inmediato. A continuación, pélelas.

Caliente aceite en una cacerola y añada el azúcar. Revuélvalo hasta que se funda y adquiera un tono pardo. Añada después las rocambolas, el vino de Marsala y la sal. Tape la cazuela y deje cocer a fuego medio durante 5 minutos. Cuézalo otros 5 minutos destapado hasta que el líquido se haya reducido. Vuelva las rocambolas de vez en cuando, sazónelas con pimienta de cayena y déjelas enfriar hasta que estén tibias.

Corte los tomates en rodajas finas. Dispóngalas sobre una fuente. Retire las partes estropeadas del canónigo, lávelo, centrifúguelo para secarlo y aderécelo con el vinagre de vino tinto y aceite de cardamomo. Disponga las rocambolas y el canónigo sobre los tomates, rocíelo todo con el fondo de cebolla y sirva inmediatamente.

Si blanquea las cebollas, no le provocarán lágrimas cuando las pele.
La cebolla combina perfectamente con las carnes frías, las empanadas y el pescado al vapor.
Si no dispone de aceite de cardamomo, utilice aceite de oliva y sazone con cardamomo al gusto.
En lugar de canónigo también puede utilizar brotes.

Si hierve las rocambolas brevemente y las enfría de inmediato con agua helada, podrá pelarlas sin lágrimas.

45

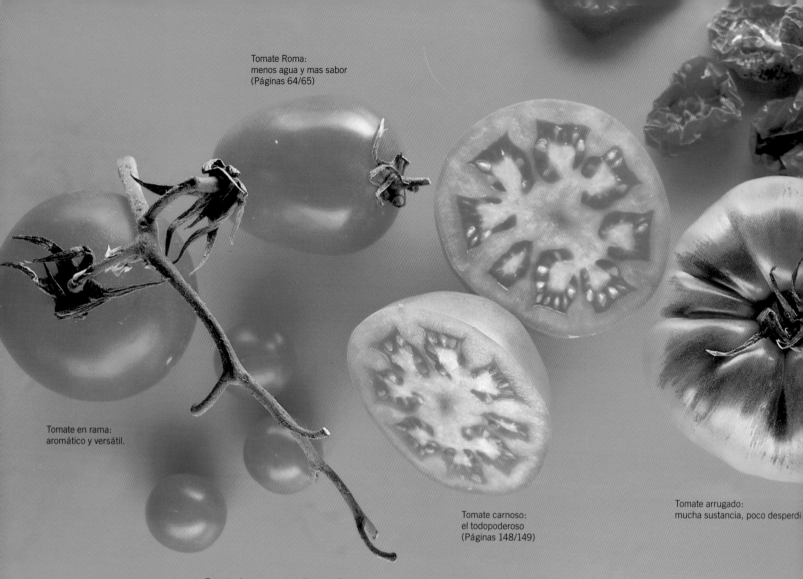

Tomate Roma:
menos agua y mas sabor
(Páginas 64/65)

Tomate en rama:
aromático y versátil.

Tomate carnoso:
el todopoderoso
(Páginas 148/149)

Tomate arrugado:
mucha sustancia, poco desperdi

Tomate cherry: cuanto más pequeño,
más sabroso y decorativo
(Páginas 34/35 y 116/117)

150

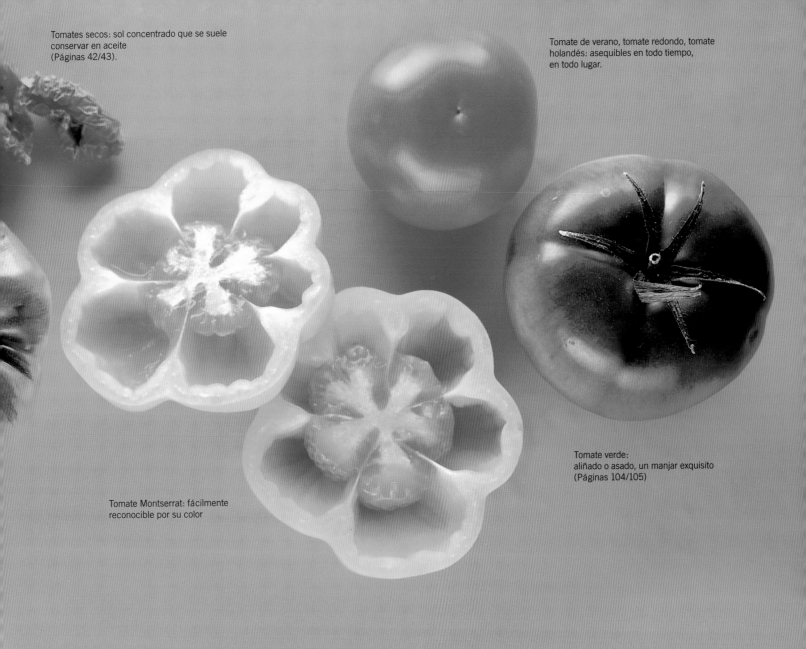

Tomates secos: sol concentrado que se suele
conservar en aceite
(Páginas 42/43).

Tomate de verano, tomate redondo, tomate
holandés: asequibles en todo tiempo,
en todo lugar.

Tomate verde:
aliñado o asado, un manjar exquisito
(Páginas 104/105)

Tomate Montserrat: fácilmente
reconocible por su color

Variedades de tomates

Ensalada de pomelo y aguacate con pescado ahumado

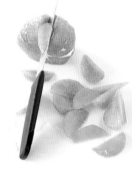

Con un cuchillo afilado y un poco de destreza, es fácil filetear el pomelo.

3 pomelos rosas
1 aguacate grande
60 g de hojas de oruga

Aliño para la ensalada:
2 cucharaditas de raspadura de limón
40 ml de zumo de limón
50 ml de aceite
Sal
Pimienta recién molida
3 cucharadas de brandy
2 cucharaditas de mostaza dulce

200 g de bacalao ahumado en tiras (alternativa: halibut, salmón, etc.)

Pele el pomelo, deseche la membrana blanca y corte los gajos sin piel en filetes.
A continuación, pele el aguacate y córtelo en dados. Limpie las hojas de oruga, retire las partes duras o estropeadas, déjela escurrir y córtela en tiras.

Mezcle todos los ingredientes del aliño para la ensalada.

Corte el bacalao en tiras y ensártelo en forma de rosetas en las broquetas de madera. Mezcle los ingredientes de la ensalada con el aliño y sírvalos en copas de cóctel. Cubra la ensalada con las broquetas de pescado.

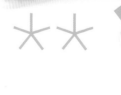

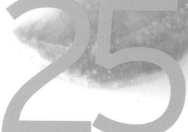

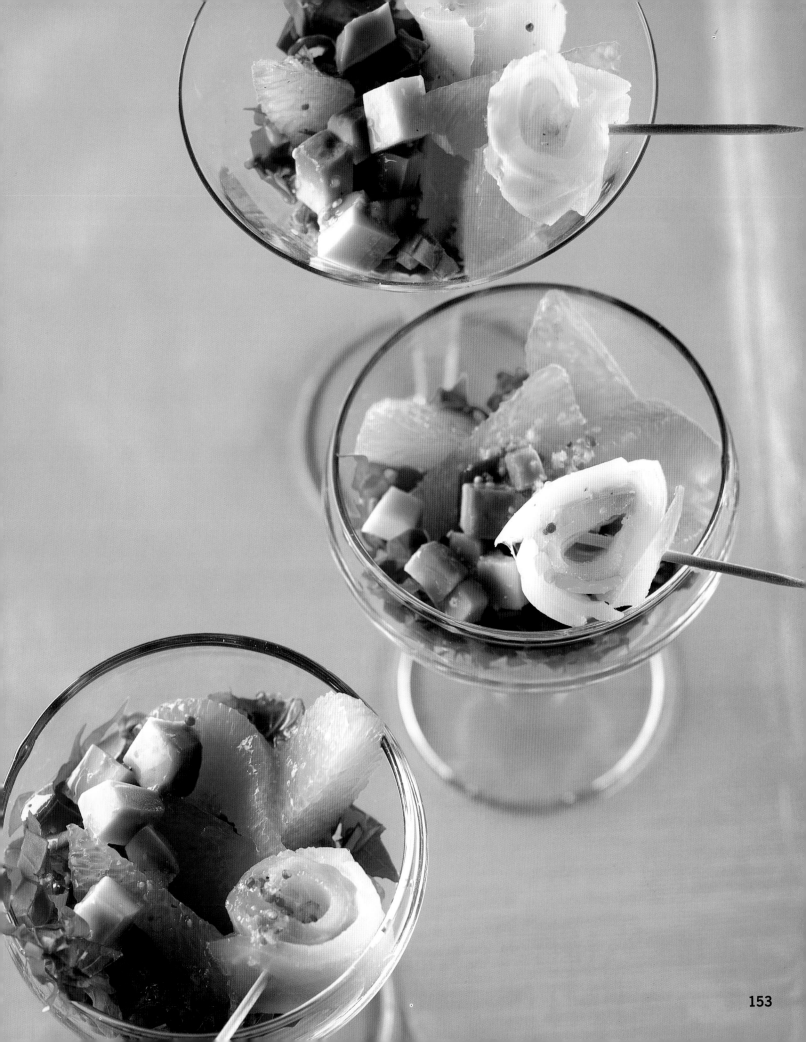

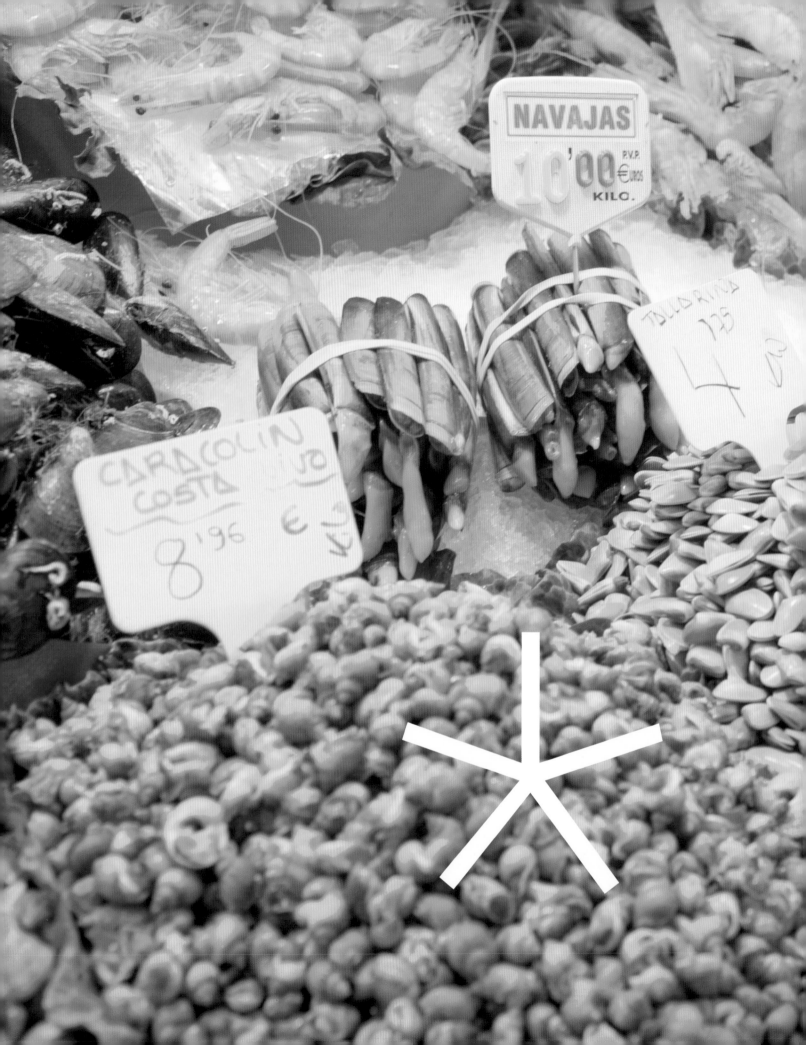

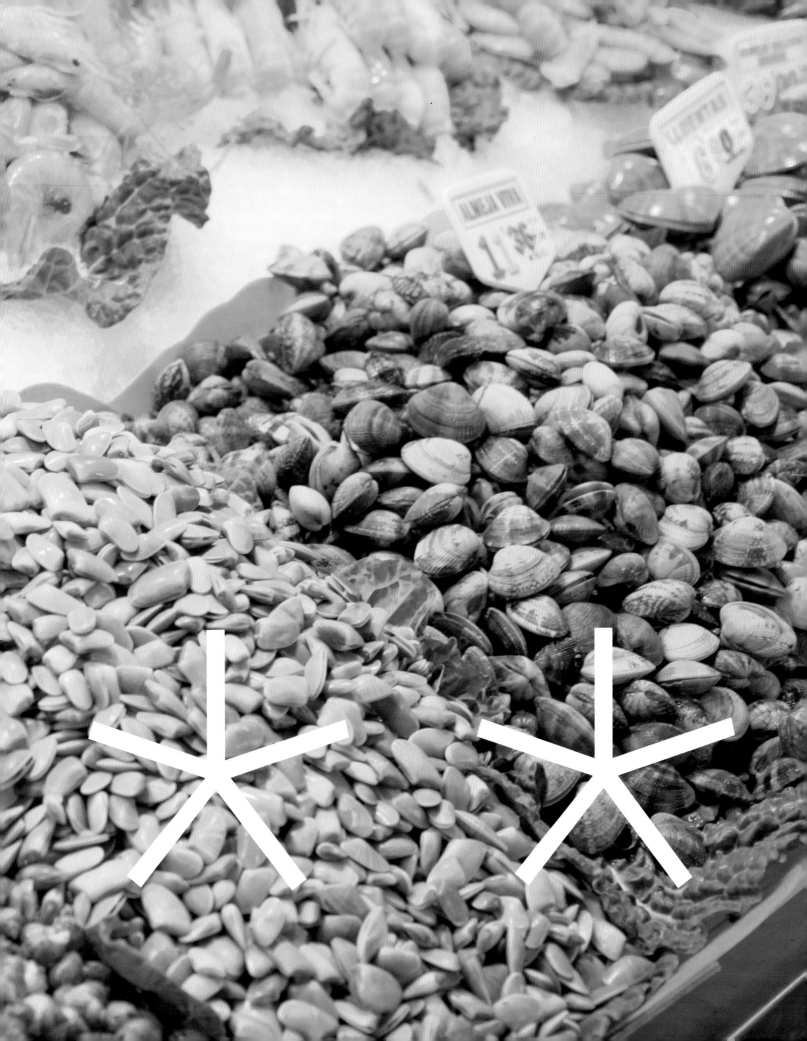

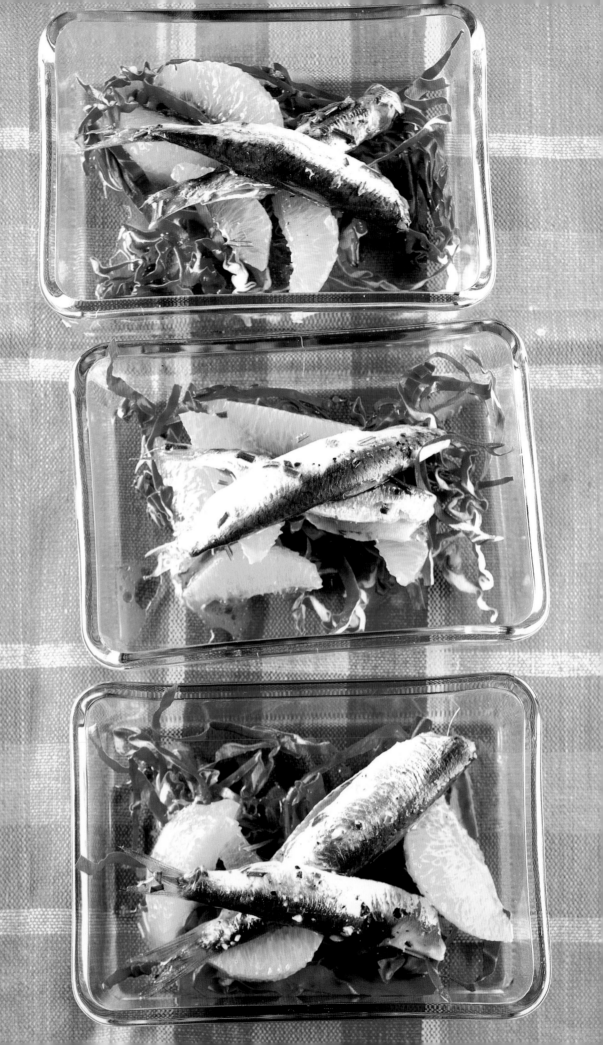

Sardinas al aroma de cítricos

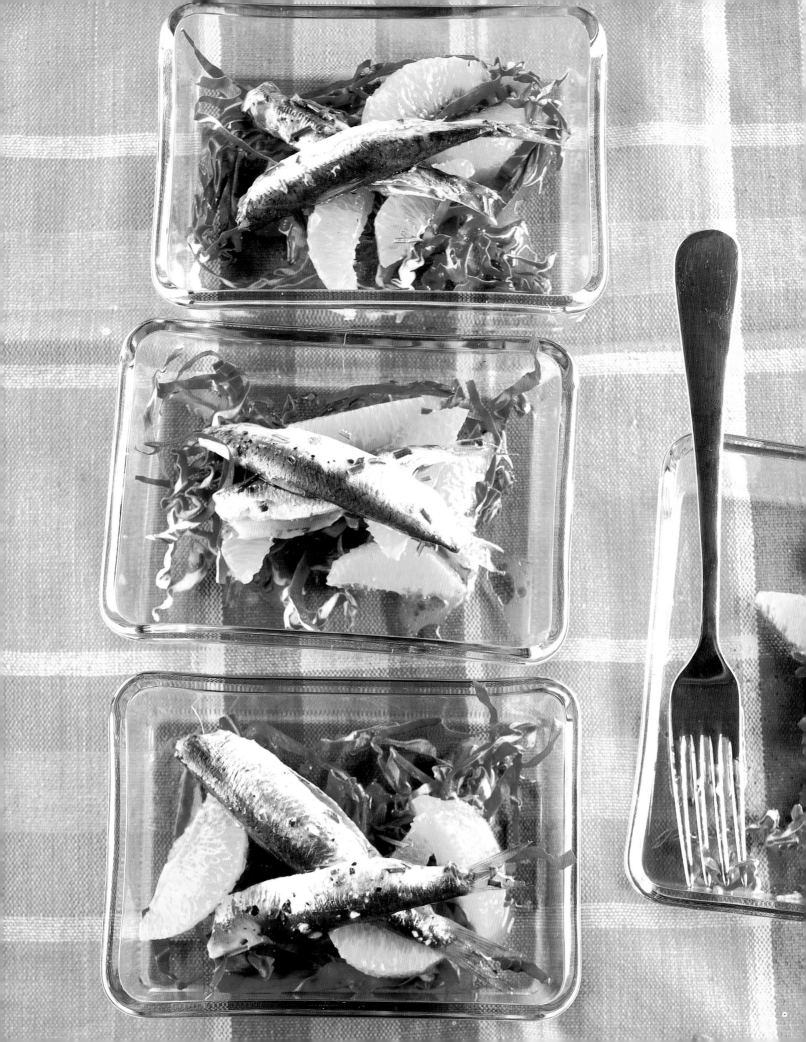

Sardinas al aroma de cítricos

400 g sardinas frescas (alternativa: boquerones)

Marinada:
El zumo de 3-4 limas
40 ml de aceite de oliva
1 ½ cucharadita de sal marina
Pimienta molida
1 cucharada de romero picado
Dejar marinar una noche

2 naranjas
100-120 g de radicchio

Retire la cabeza y la espina de las sardinas.
Límpielas y déjelas escurrir en papel de cocina.
Dispóngalas en una bandeja ancha, resistente
a los ácidos.

Mezcle el zumo de lima, el aceite de oliva, la sal marina,
la pimienta y el romero. Vierta la mezcla sobre las
sardinas y deje marinar una noche entera en
el frigorífico.

Pele las naranjas quitándoles la membrana blanca
completamente y corte los gajos pelados en filetes.
Lave el radicchio, déjelo escurrir y córtelo en juliana.
Sirva el radicchio y los trozos de naranja en raciones
individuales. Disponga las sardinas marinadas encima
y rocíelo todo con la marinada.

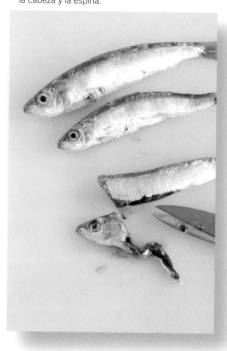

Un poco de paciencia: la cola debe
permanecer intacta, pero hay que retirar
la cabeza y la espina.

***30

158

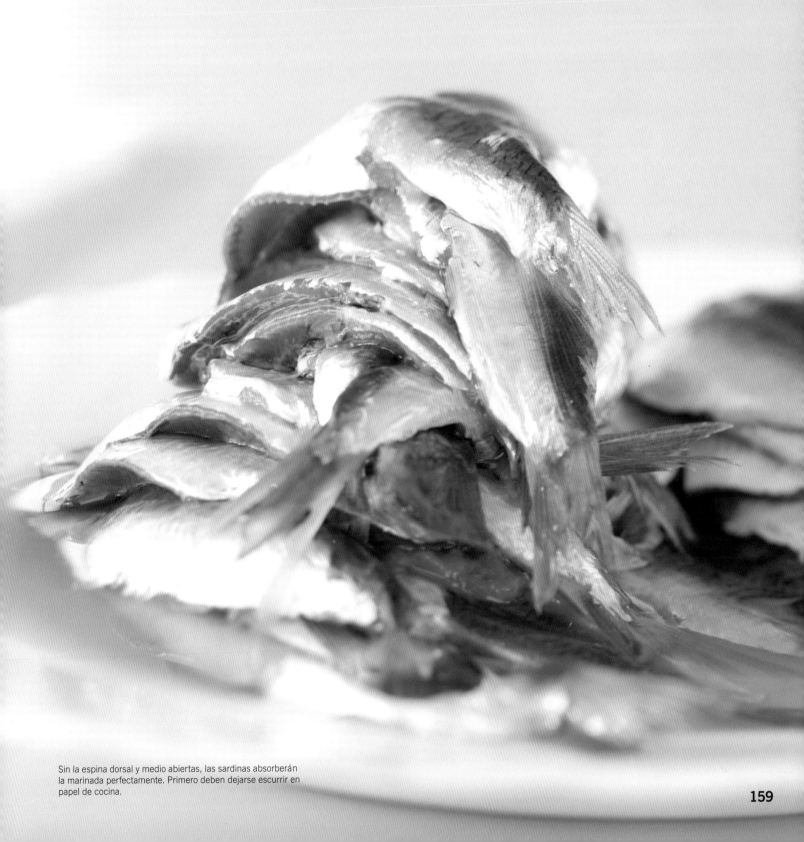

Sin la espina dorsal y medio abiertas, las sardinas absorberán
la marinada perfectamente. Primero deben dejarse escurrir en
papel de cocina.

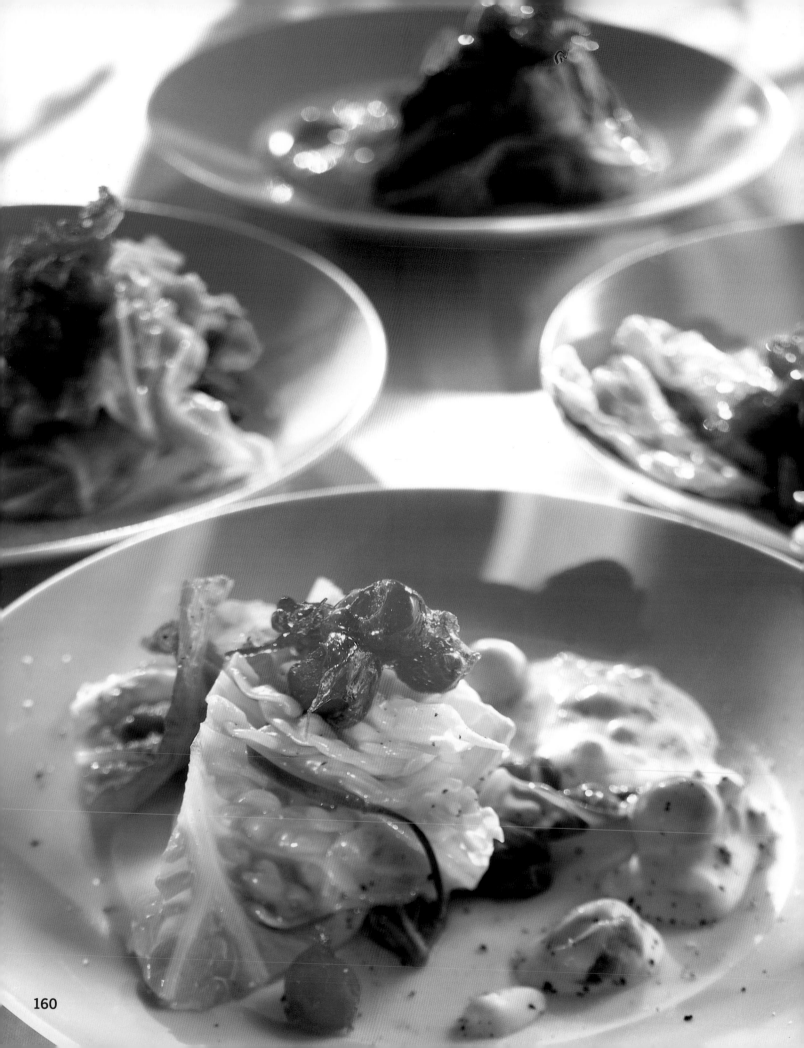

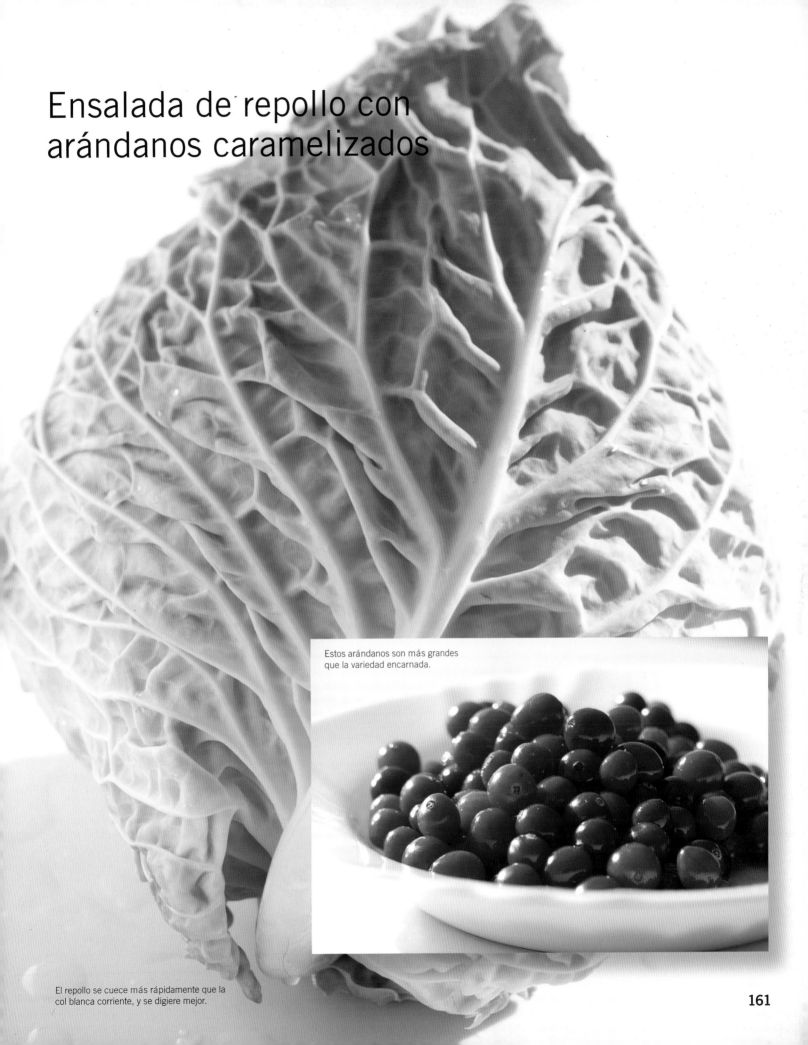

Ensalada de repollo con arándanos caramelizados

Estos arándanos son más grandes que la variedad encarnada.

El repollo se cuece más rápidamente que la col blanca corriente, y se digiere mejor.

Ensalada de repollo con arándanos caramelizados

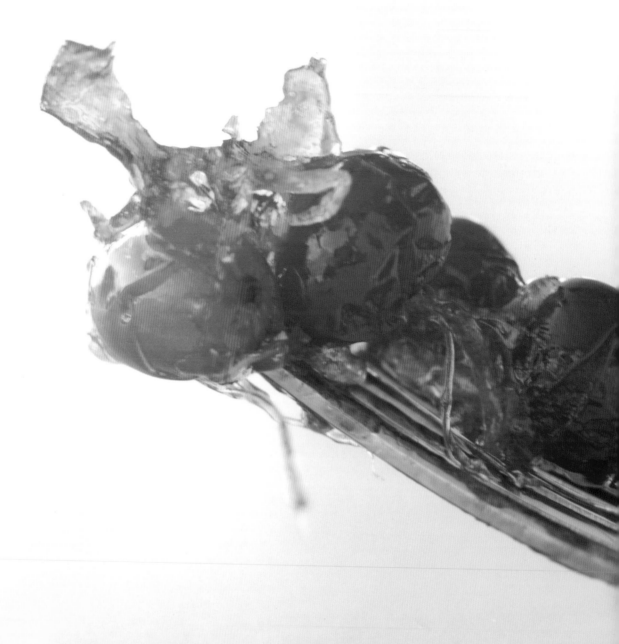

Una vez que el azúcar está en la sartén, el proceso de caramelización es rápido.

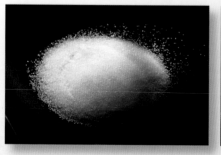

El azúcar empieza a volverse líquido por los bordes.

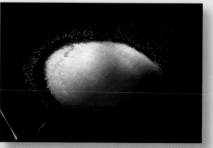

Revuelva continuamente los grumos de azúcar caliente.

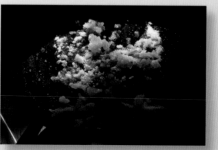

Ya está prácticamente listo: azúcar casi líquido.

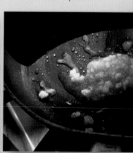

300 g de hojas tiernas de repollo de hoja lisa sin las
partes blancas duras
Sal
20 g de ajos tiernos (alternativa: 2 dientes de ajo)

30 g de azúcar
80 g de arándanos
100 g de mayonesa para ensalada
100 g de yogur entero
Sal
Pimienta blanca recién molida
Nuez moscada rallada

2 cucharadas de aceto balsámico blanco
1 cucharada de aceite de oliva

Por último, añada los arándanos
y caramelícelos rápidamente.

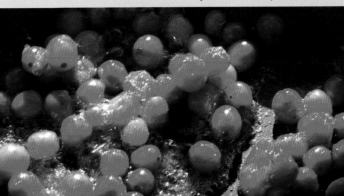

Deje hervir las hojas de repollo en agua muy salada
durante 2 minutos. Enfríelas inmediatamente en agua
helada, deje que escurran bien y centrifúguelas para
secarlas. Corte los ajos tiernos.

Caramelice el azúcar en la sartén. Añada los arándanos y
vuélvalos rápidamente. Con dos tenedores disponga un tercio de los
arándanos caramelizados sobre papel de hornear en porciones
pequeñas. Reduzca el fuego de los arándanos restantes, tápelos y
cuézalos sin que lleguen a deshacerse. Déjelos enfriar y, a
continuación, mézclelos con la mayonesa para ensalada y el yogur.
Sazone al gusto con la sal, la pimienta y la nuez moscada.

Remueva y mezcle bien las hojas de repollo y los ajos tiernos
con el aceto balsámico y el aceite de oliva. Sírvalas con los arándanos
caramelizados fríos y vierta encima una cantidad generosa de
mayonesa para ensalada.

Consejo:
Puede sustituir el repollo por lechuga, hinojo o achicoria.

El caramelo estará preparado cuando
adquiera un tono dorado.

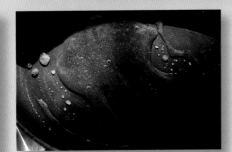

✳✳✳40

163

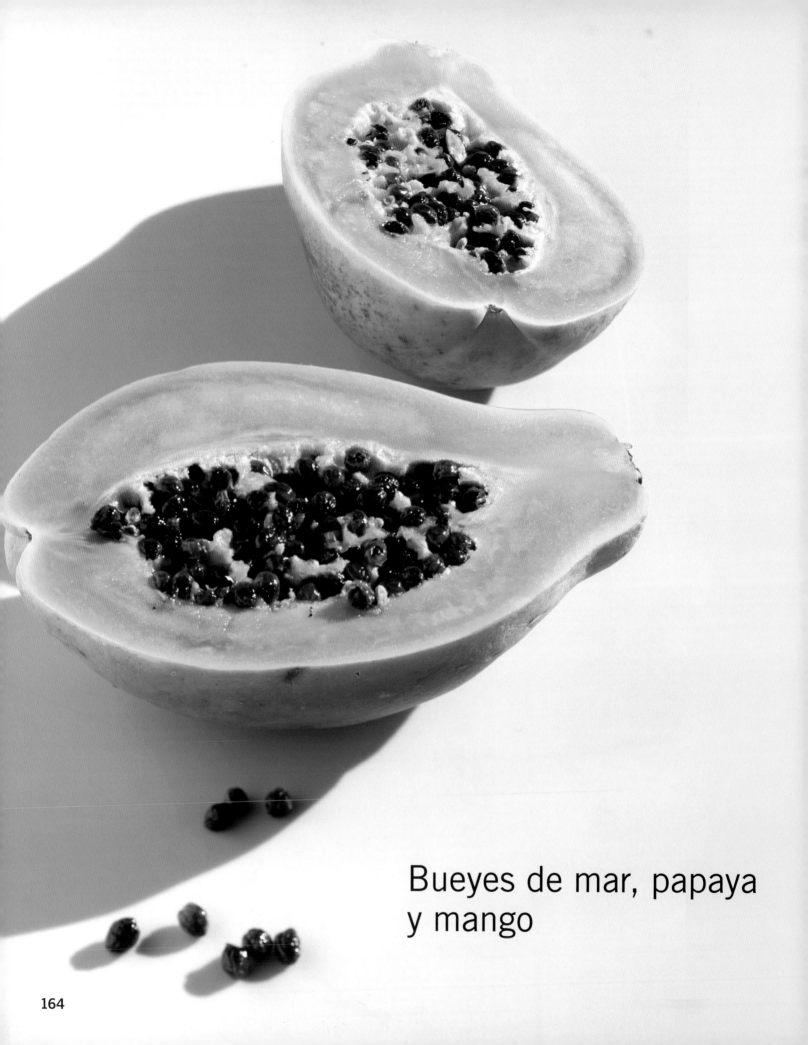

Bueyes de mar, papaya
y mango

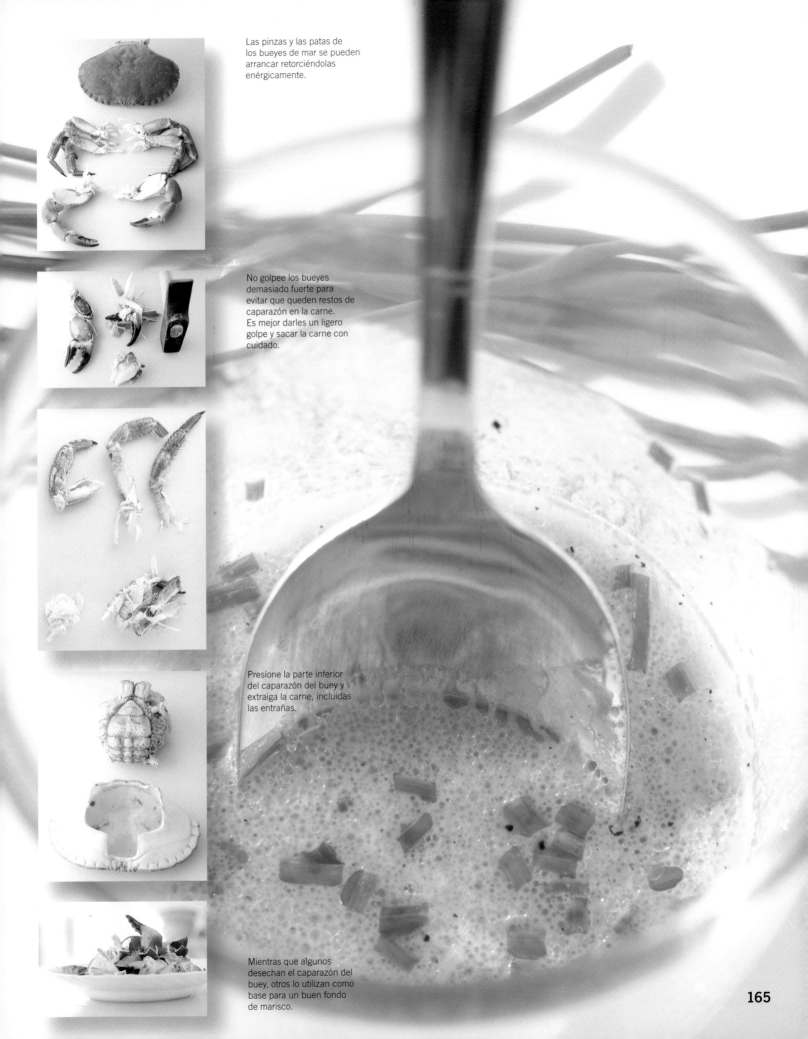

Las pinzas y las patas de los bueyes de mar se pueden arrancar retorciéndolas enérgicamente.

No golpee los bueyes demasiado fuerte para evitar que queden restos de caparazón en la carne. Es mejor darles un ligero golpe y sacar la carne con cuidado.

Presione la parte inferior del caparazón del buey y extraiga la carne, incluidas las entrañas.

Mientras que algunos desechan el caparazón del buey, otros lo utilizan como base para un buen fondo de marisco.

165

Bueyes de mar, papaya y mango

4 bueyes de mar (300 g aprox. c/u)
Sal

2 ajos tiernos (alternativa: 2-3 dientes de ajo)
1 papaya madura
150 g de mango fresco

Vinagreta de mango:
3 cucharadas de aceite de oliva
2 cucharaditas de mostaza
4 cucharadas de zumo de mango
Pimienta recién molida
Sal
2 cucharaditas de cebollino cortado fino

100 g de hojas de lechuga cortadas en juliana

*** 40

Limpie los bueyes con un cepillo y cuézalos en agua hirviendo durante unos 5-7 minutos. Retírelos del agua y enfríelos inmediatamente. Separe las pinzas y las patas del cuerpo. Parta o golpee las pinzas a fin de poder extraer la carne. Presione la parte inferior del buey, extraiga la carne y las vísceras, y desmenúcelas bien.

Corte el cebollino en aros finos. Pele el mango, córtelo en tiras gruesas y luego, en dados. A continuación, pele la papaya, retire las pepitas y córtela también en dados.

Mézclelo todo con la carne de buey.

Revuelva el aceite de oliva, la mostaza y el zumo de mango, y mézclelo con pimienta, sal y el cebollino. Mezcle la ensalada de buey, la vinagreta y las tiras de lechuga, y sirva.

Consejo: Limpie a fondo el caparazón de los bueyes de mar y sirva en su interior la ensalada.

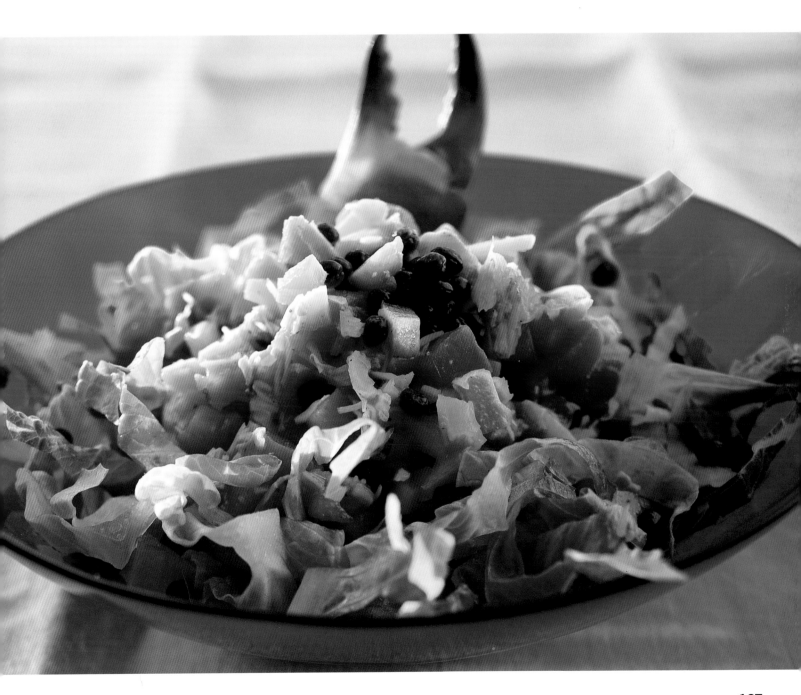

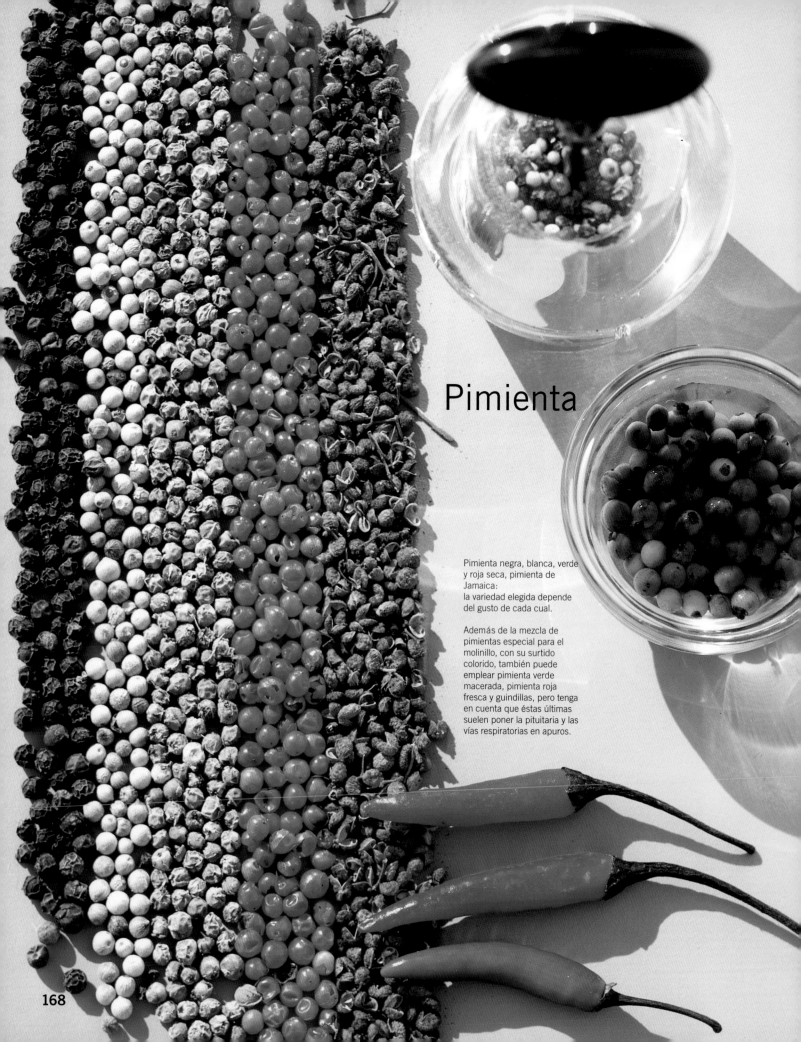

Pimienta

Pimienta negra, blanca, verde
y roja seca, pimienta de
Jamaica:
la variedad elegida depende
del gusto de cada cual.

Además de la mezcla de
pimientas especial para el
molinillo, con su surtido
colorido, también puede
emplear pimienta verde
macerada, pimienta roja
fresca y guindillas, pero tenga
en cuenta que éstas últimas
suelen poner la pituitaria y las
vías respiratorias en apuros.

Sal

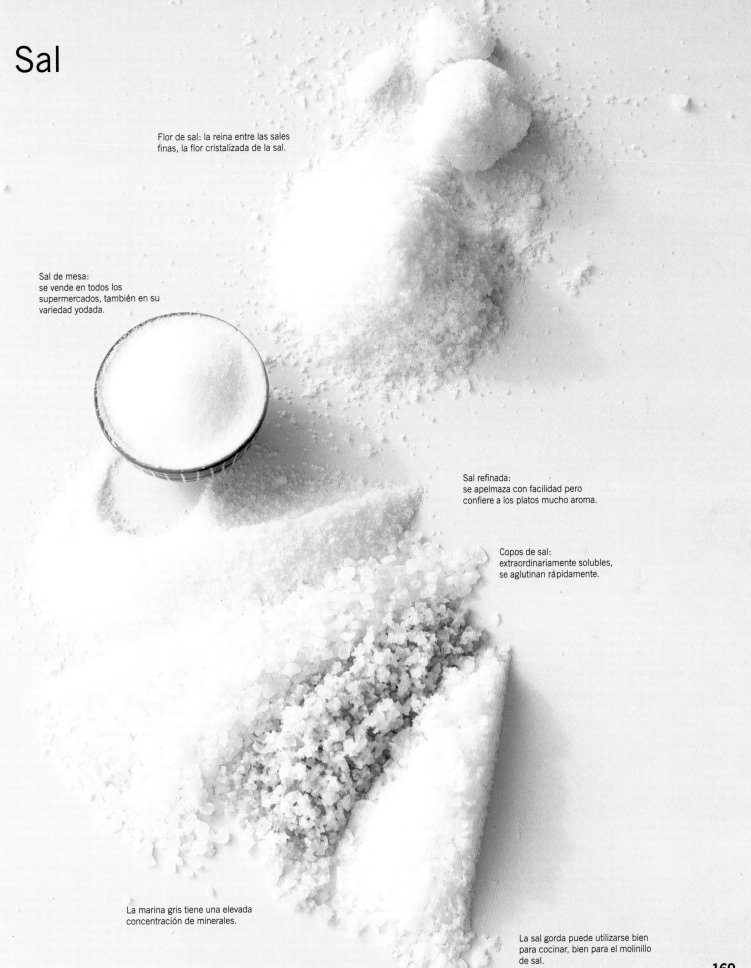

Flor de sal: la reina entre las sales finas, la flor cristalizada de la sal.

Sal de mesa: se vende en todos los supermercados, también en su variedad yodada.

Sal refinada: se apelmaza con facilidad pero confiere a los platos mucho aroma.

Copos de sal: extraordinariamente solubles, se aglutinan rápidamente.

La marina gris tiene una elevada concentración de minerales.

La sal gorda puede utilizarse bien para cocinar, bien para el molinillo de sal.

Pejerreyes fritos
con perejil

400 g de pejerreyes frescos
500 ml de cerveza
Marinar durante 15 minutos

50 g de perejil de hoja plana troceado
30 g de ajos chalotes cortados en dados
2 cucharadas de zumo de limón
1 cucharada de aceite de oliva
1 manzana ácida de 150 g aprox.
Pimienta recién molida

250 g de harina
500 ml de aceite de oliva para freír

Sal gorda
Raspadura de limón para decorar

Limpie los pejerreyes bajo el chorro de agua fría.
Escúrralos bien. Rocíelos con cerveza y déjelos marinar
durante 15 minutos. Vuelva a dejar que escurran bien.

Mezcle el perejil, los dados de ajo chalote, el zumo
de limón y el aceite de oliva. Retire el corazón de la manzana, rállela fina y añádala a la ensalada.
Sirva la ensalada en raciones individuales.

Enharine uno a uno los pejerreyes y filtre la harina
sobrante con un cedazo. El pescado debe estar
completamente cubierto en harina. Fría los pejerreyes
en aceite de oliva caliente hasta dorarlos.
A continuación, déjelos escurrir brevemente sobre papel
de cocina. Presente el pescado sobre la ensalada.
Espolvoréelo todo con la sal y añada trozos de limón.
Sirva de inmediato.

*** 40

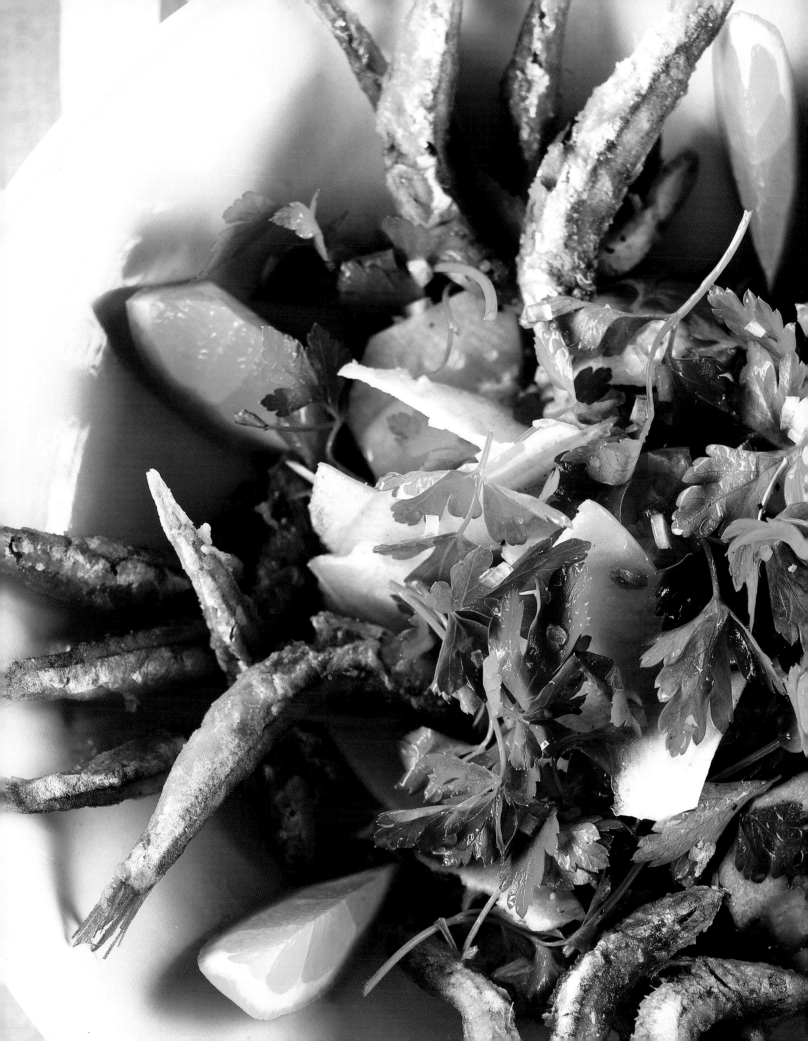

Pejerreyes fritos
con perejil

Pejerreyes frescos.

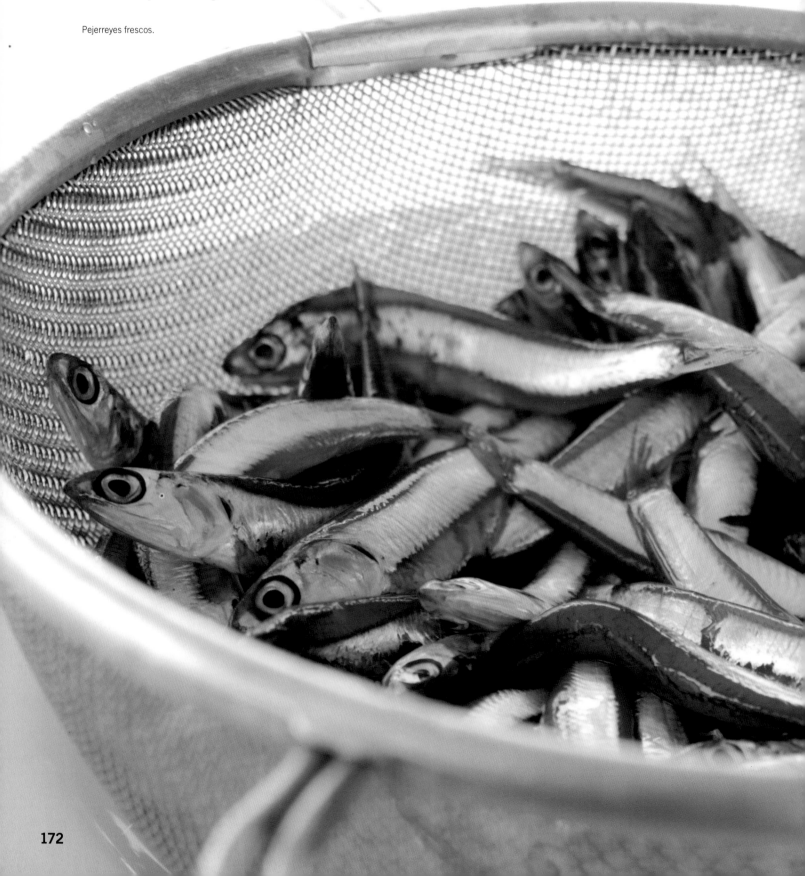

Un baño de cerveza de 15 minutos les sienta estupendamente a los pejerreyes.

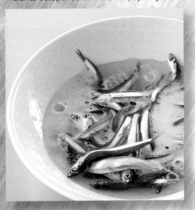

Una vez impregnados de cerveza y secados con papel de cocina, se espolvorean con harina.

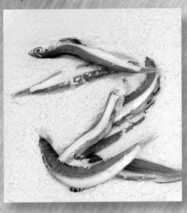

Para que la harina no reste protagonismo al fino sabor del pescado, elimine la cantidad sobrante con la ayuda de un tamiz.

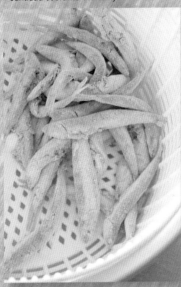

No todos a la vez. Fría los pejerreyes en tandas pequeñas, para que se hagan uniformemente.

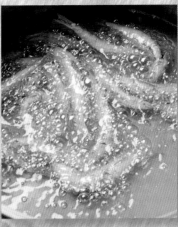

El tono dorado muestra que el pescado está hecho. Sólo hace falta escurrir un poco el aceite y… ¡listo!

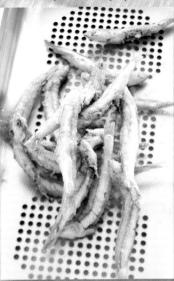

Ensalada tártara

Deje marinar las tiras de arenque escurridas durante 1 hora.

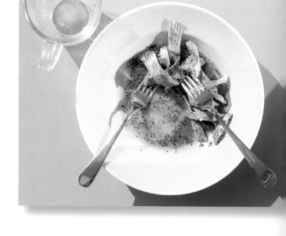

1 arenque en salmuera (alternativa: arenque fresco)
40 minutos para desalar (si es fresco, este paso no es necesario)
1 hora en marinada

Aliño para la ensalada:
3 cucharadas de vinagre de vino blanco
3 cucharadas de caldo vegetal
2 cucharadas de aceite de oliva
1 cucharadita de mostaza gruesa
1 cucharadita de sal
¼ cucharadita de pimienta

300 g de cebollas cortadas en aros
1 cucharada de aceite de oliva
50 g de panceta
120 g de lechuga
80 g de pepinillos cortados en dados
300 g de patatas cocidas peladas y cortadas en dados

Retire la espina y la piel del arenque, y córtelo en tiras. Téngalo durante
40 minutos en agua para retirar la sal; cambie el agua a menudo. Reserve las huevas.
Para elaborar el aliño de la ensalada, revuelva bien todos los ingredientes. A continuación, deje marinar en ella el pescado durante 1 hora.

Saltee los aros de cebolla con 1 cucharada de aceite. Déjelos enfriar y dispóngalos formando un lecho. Corte la panceta en dados y fríala hasta que quede crujiente. Mezcle la panceta, los pepinillos, las patatas y las tiras de lechuga con la vinagreta de pescado. Disponga la mezcla sobre el lecho de cebolla.

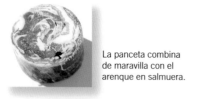

La panceta combina de maravilla con el arenque en salmuera.

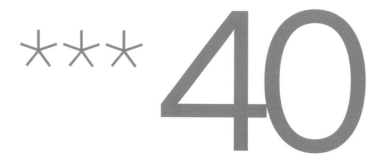

✳✳✳ 40

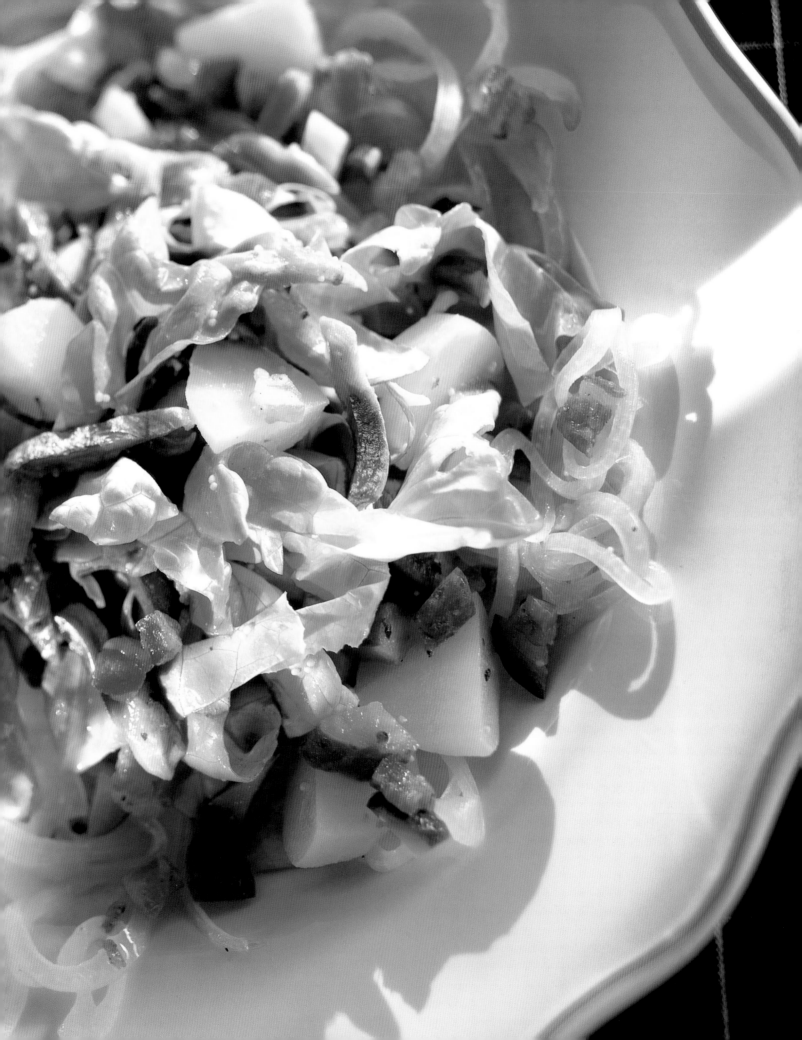

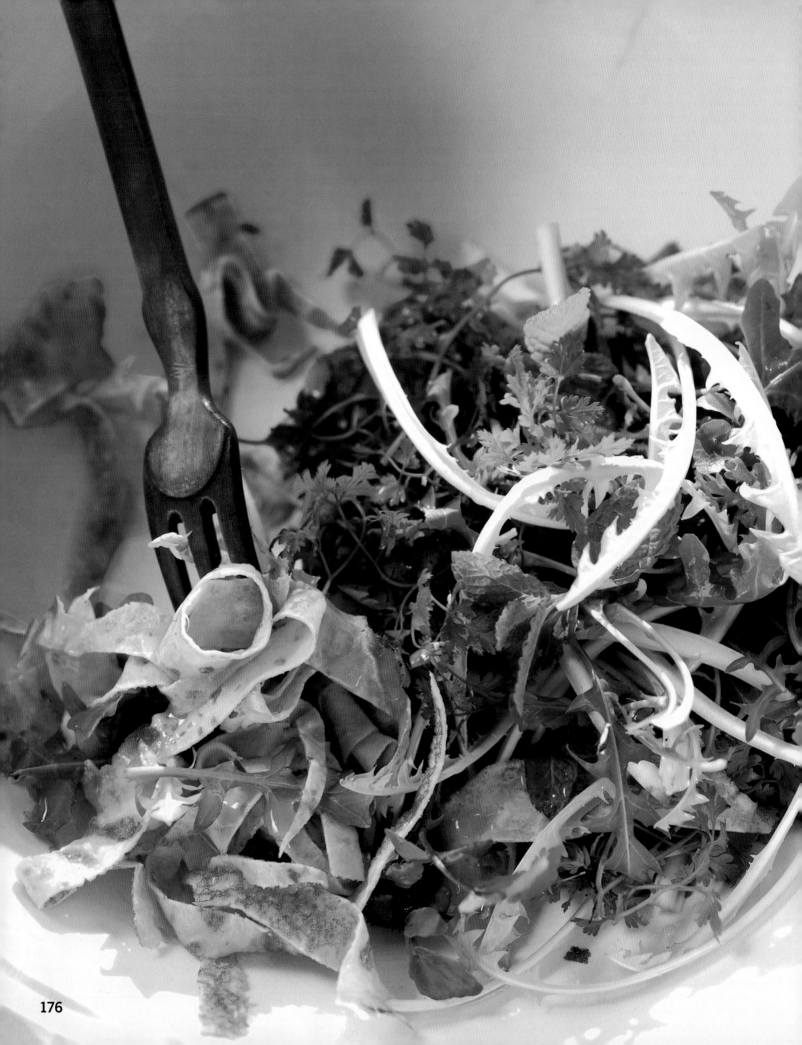

Hierbas con tiras de creps de atún

Creps:
1 huevo
1 yema de huevo
125 ml de suero de mantequilla
45 g de harina
25 g de mantequilla derretida
1 ½ cucharada de zumo de limón
Pimienta
50 g de atún en su jugo, escurrido
30 minutos de reposo

2 cucharadas de mantequilla para freír

120 g de hierbas mezcladas (p. ej. hojas de oruga,
diente de león, perifollo, menta)

Aliño:
4 cucharadas de aceite de oliva
3 cucharadas de vinagre de manzana
Sal

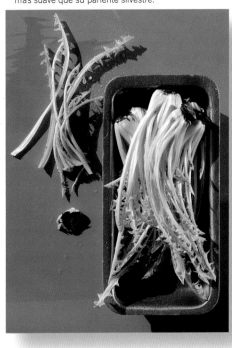

El tierno diente de león amarillo resulta
más suave que su pariente silvestre.

Bata con la batidora todos los ingredientes de los creps.
Deje reposar durante 30 minutos. Unte una sartén
antiadherente con mantequilla y haga en ella creps lo
más delgados posible. A continuación, córtelos en
tiras finas.

Trocee las hierbas, límpielas y centrifúguelas para
secarlas.

Mezcle los ingredientes para el aliño, aderece con él las
hierbas y sirva el plato con las tiras de crep.

Consejo: Utilice preferentemente tres tipos de hierbas
(pueden ser distintas a las propuestas en esta receta).

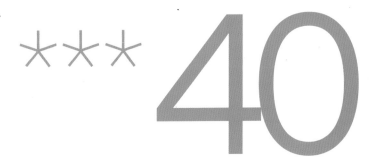

***40

Ensalada de moluscos variada

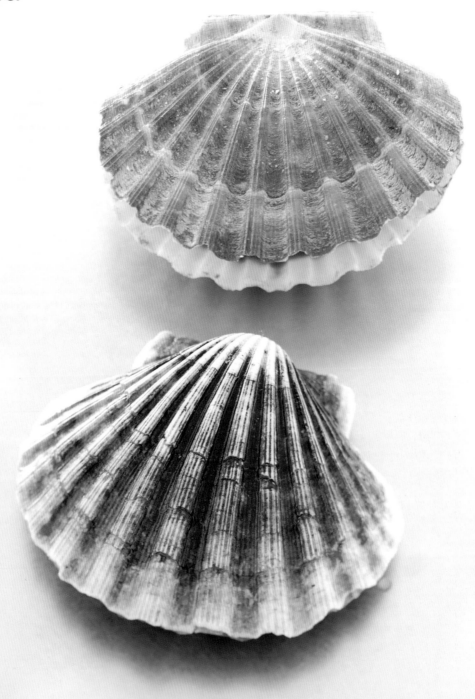

En Galicia, las valvas de las vieiras se utilizan
incluso como revestimiento de las casas.

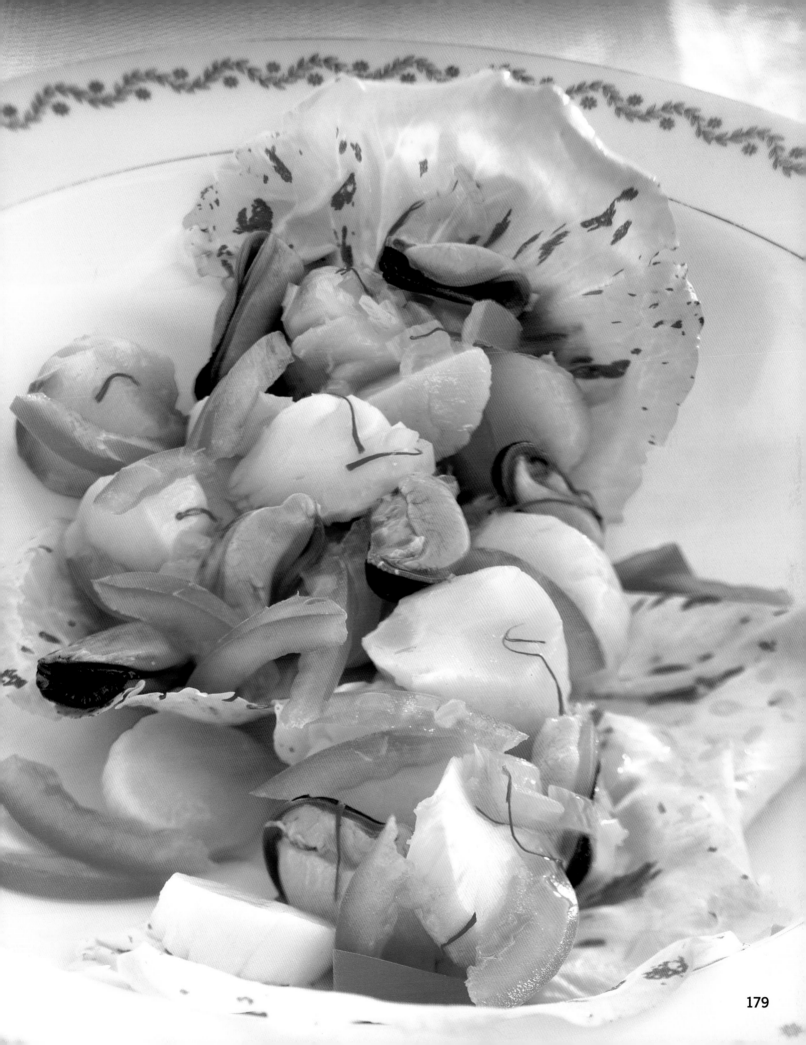

Ensalada de moluscos variada

1 kg de moluscos variados (preferentemente almejas, mejillones, navajas, berberechos o vieiras)

70 ml de vino blanco
30 ml de salsa de pescado
100 g de puerro cortado fino
2 dientes de ajo majados

1 ajo chalote cortado en dados pequeños
¼ cucharadita de hebras de azafrán
250 g de vieiras sin concha
Sal

120 g de lechuga
150 g de tomate
2 cucharadas de zumo de limón

Limpie los moluscos bajo el chorro de agua fría y cepíllelos. Retíreles las barbas. Rechace los que no estén cerrados.

En una cacerola grande, hierva el vino blanco, la salsa de pescado, el puerro y el ajo. Vuelque en ella los moluscos y tape la cacerola. Cueza los moluscos hasta que se abran. Retire la carne del caparazón y reserve el caldo de cocción.

Cuele el caldo. Añada los ajos chalotes y las hebras de azafrán, y déjelo reducir a 60 ml en una cacerola abierta. Añada, a continuación, las vieiras y déjelas hacerse durante 2 o 3 minutos. Agregue luego la carne reservada de los moluscos y revuelva bien. Rectifique de sal y deje enfriar.

Limpie la lechuga y separe las hojas. Despepite los tomates y córtelos en tiras. Dispóngalo todo en una fuente y rocíelo con el zumo de limón. Por último, añada a la ensalada los moluscos con el fondo de vino blanco.

Esta vez no había perla: carne de molusco limpia.

Fuera las barbas. Deseche siempre los moluscos crudos que no presenten una carne firme.

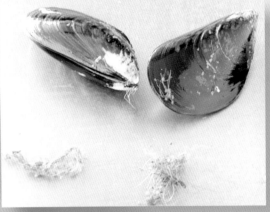

El destape: al cocerlos, los moluscos se abren en todo su esplendor. Si alguno queda cerrado, no debe consumirse.

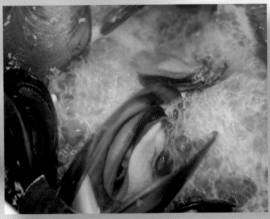

La otra valva del mejillón cocido resulta el cubierto ideal. Por favor, no olvide la salsa.

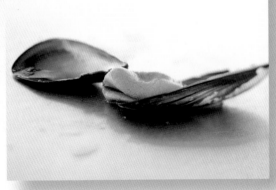

*** 40

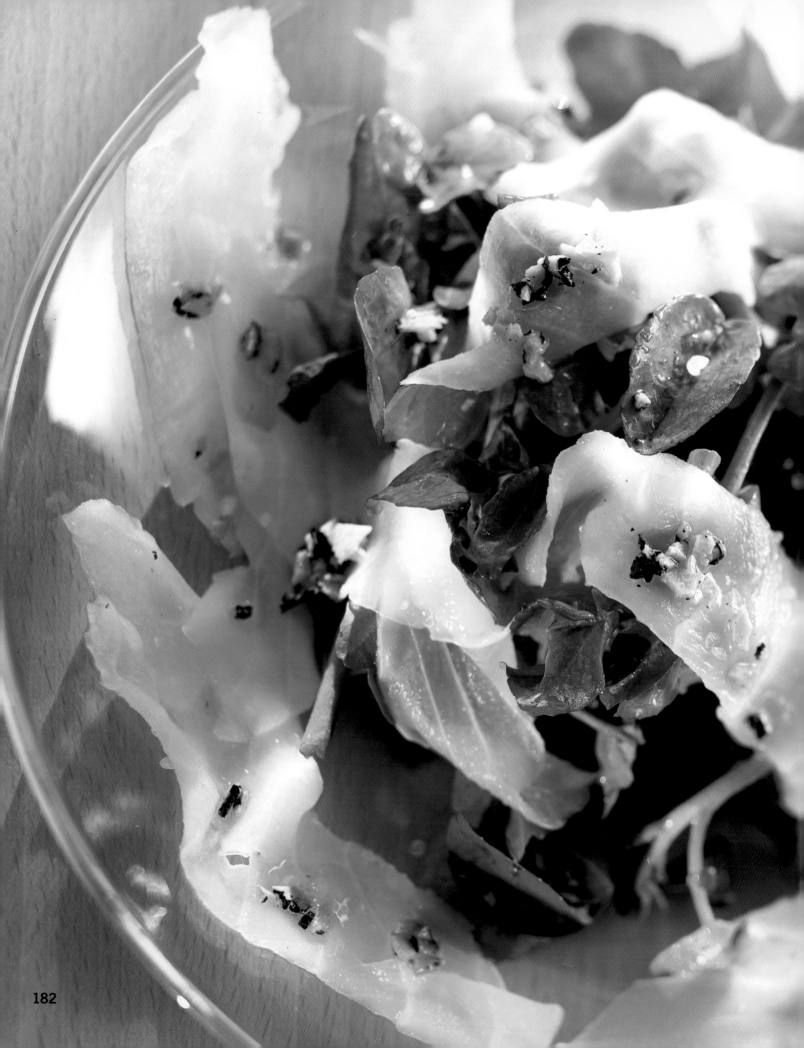

Berros con carpaccio de bacalao

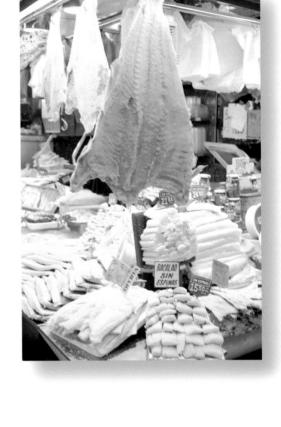

180 g de bacalao remojado listo para cocinar
Tiempo de congelación

120 g berros, limpios
1 cucharada de aceite de oliva
Sal

Vinagreta de trufa:
4 cucharadas de aceite de oliva
1 cucharada de vinagre de vino blanco
1 cucharada de trufa picada

Envuelva el bacalao en plástico de cocina y congélelo ligeramente.

Lave los berros y centrifúguelos para secarlos. Mézclelos con aceite y un poco de sal.

Mezcle todos los ingredientes de la vinagreta de trufa.

Disponga los berros en montones. Corte el bacalao en la máquina cortafiambres en lonchas muy finas y vaya colocándolas sobre la ensalada. Aliñe el plato con la vinagreta de trufa y sírvalo de inmediato.

Los berros se marchitan rápidamente, con lo que pierden las vitaminas y su ligero sabor a nueces.

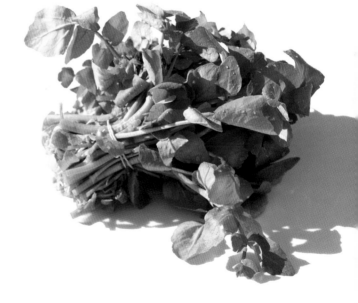

✳✳✳ 25

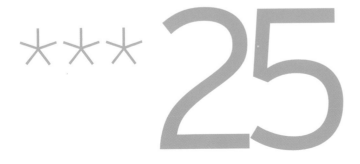

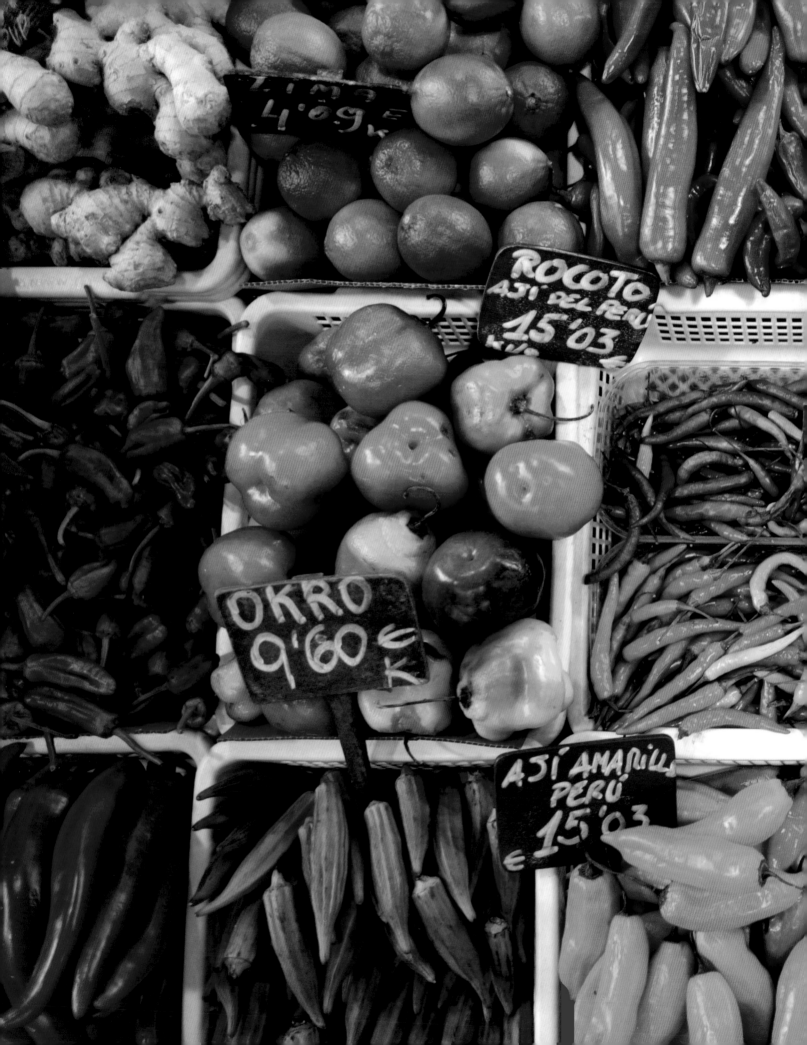

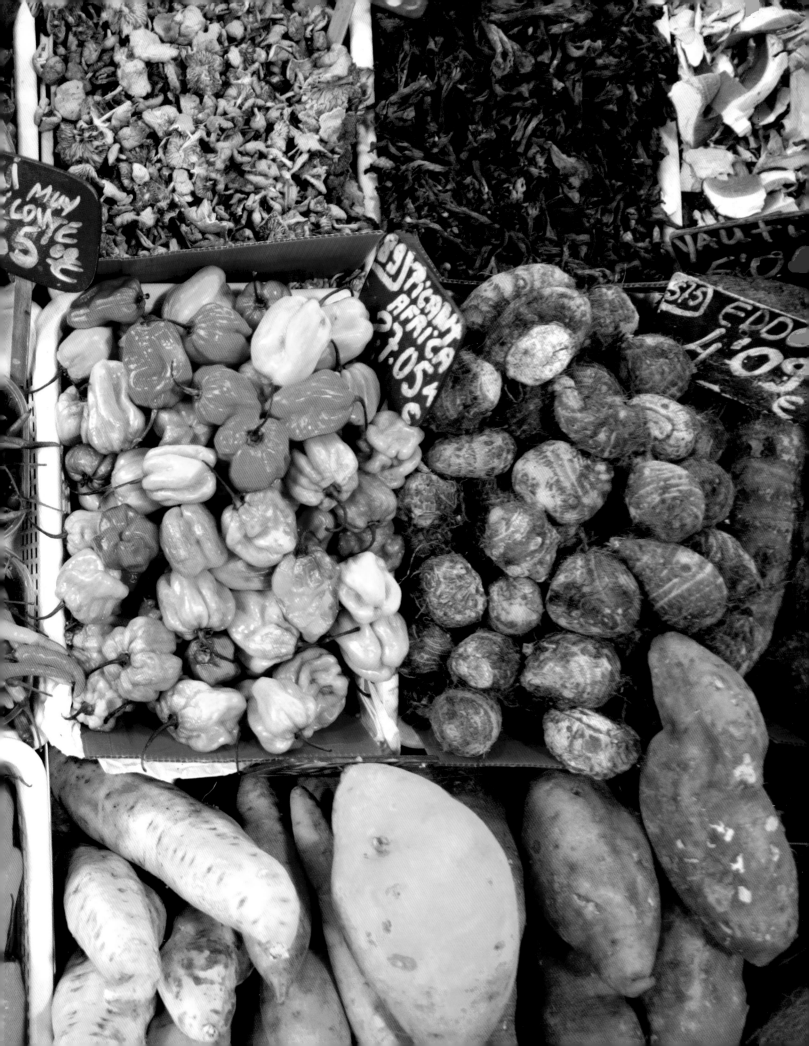

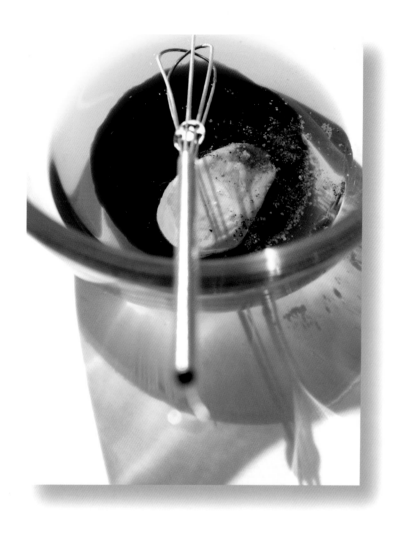

15 +

25 +

Índice según el tiempo de preparación

35 +   45 <

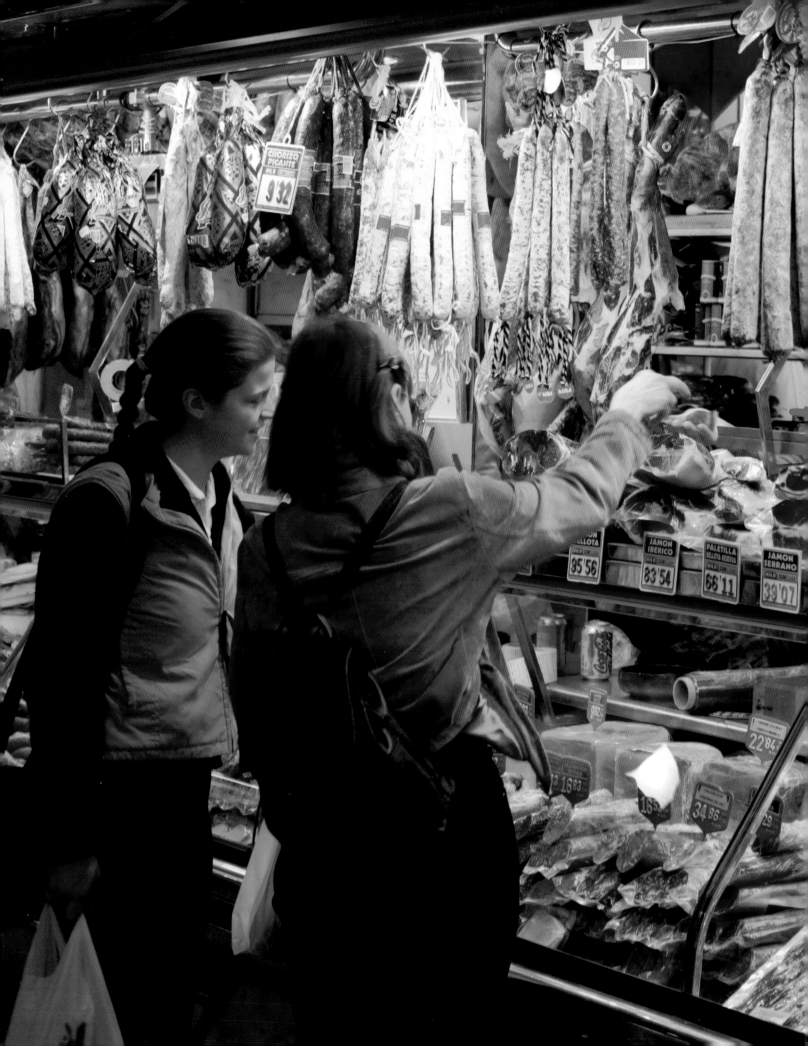

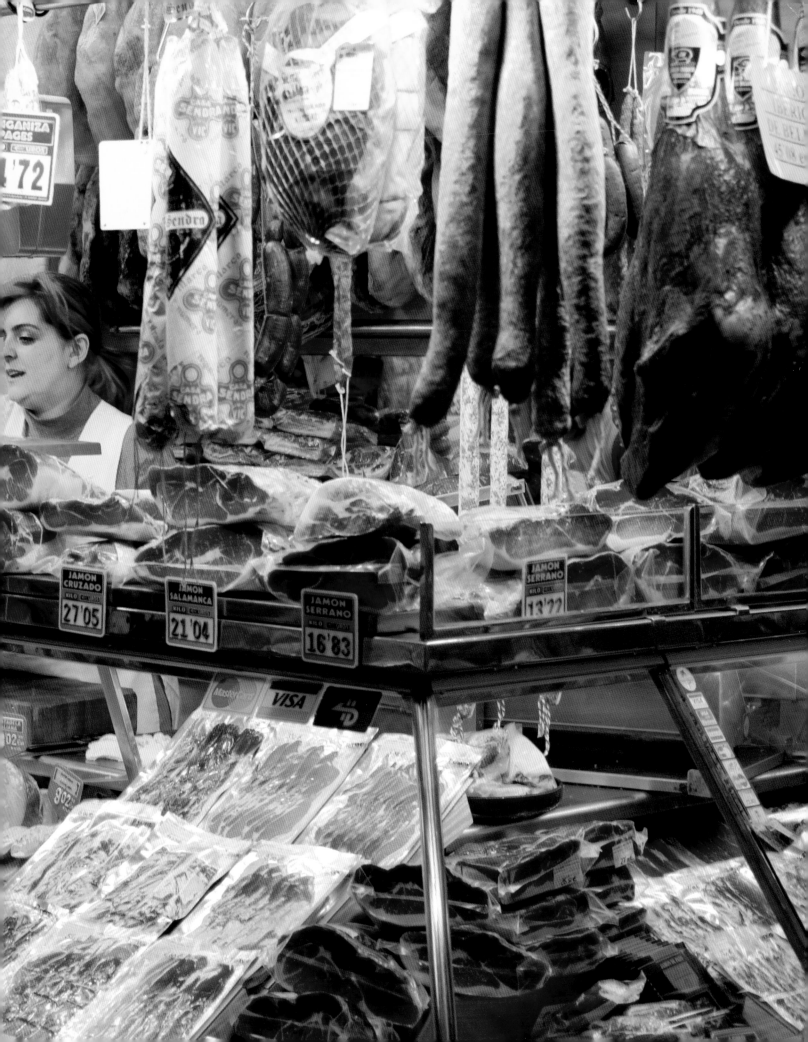

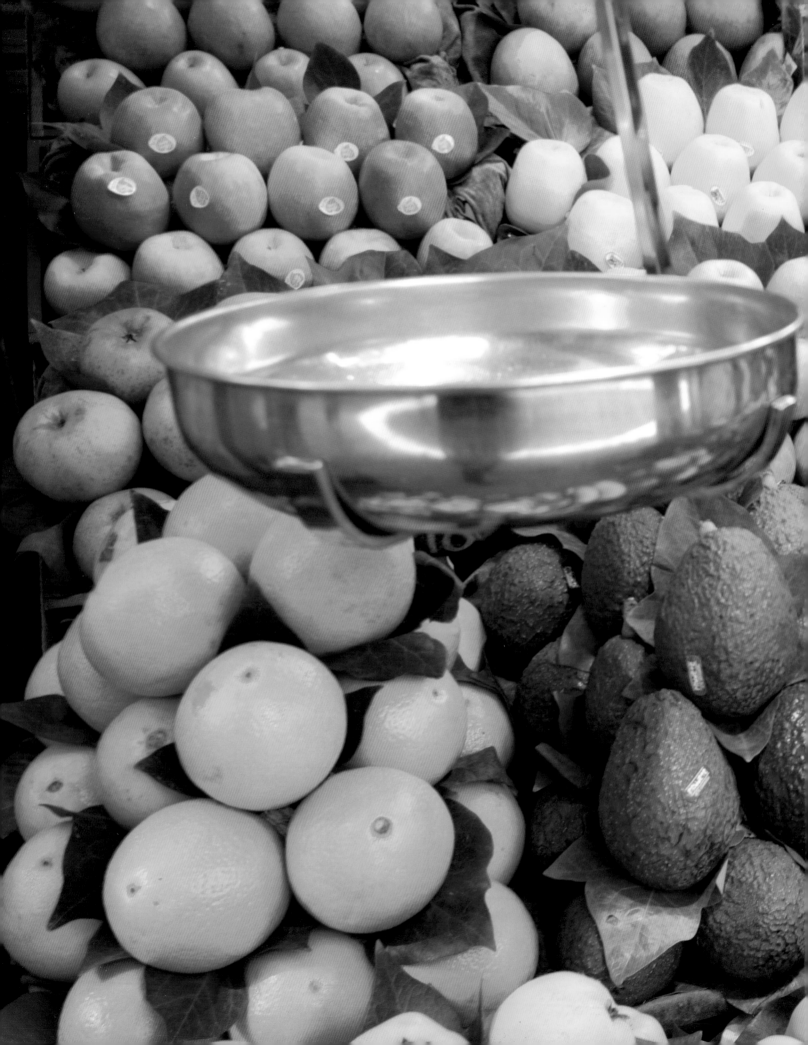

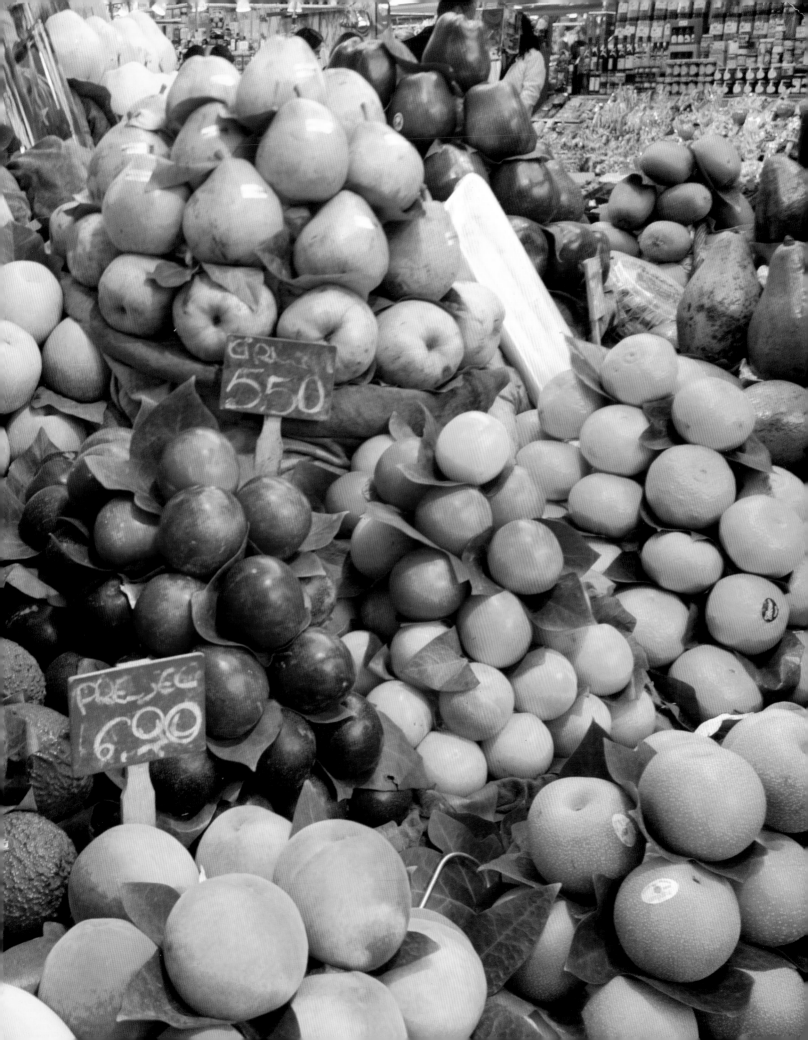

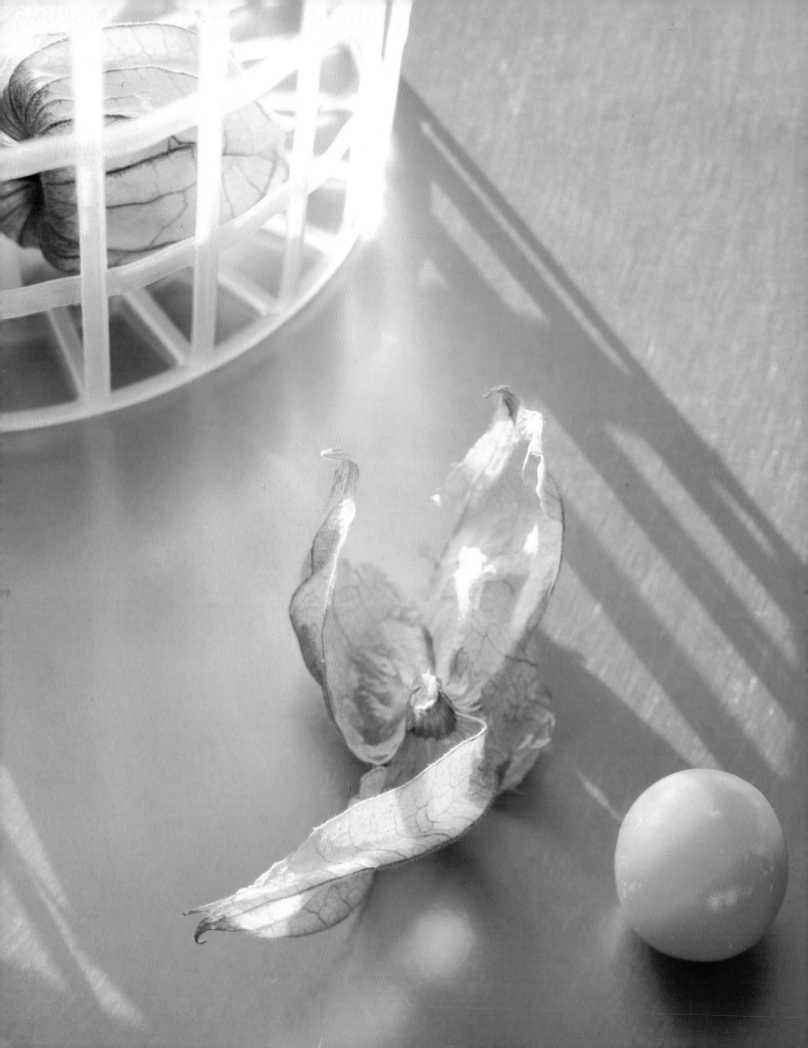